Ohlenschläger

Freie Radikale,
Oxidativer Streß und
Antioxidantien

Gerhard Ohlenschläger

Freie Radikale, Oxidativer Streß und Antioxidantien

Krankheitsverursachende, präventive und reparative Prinzipien in lebenden Systemen

Die Deutsche Bibliothek - CIP-Einheitsaufnahme

Ohlenschläger, Gerhard:
Freie Radikale, Oxidativer Streß und Antioxidantien : Krankheitsverursachende, präventive und reparative Prinzipien in lebenden Systemen / Gerhard Ohlenschläger. – Köln: Reglin, 1995
ISBN 3-930620-01-4

Anschrift des Verfassers:
Dr. med. Gerhard Ohlenschläger
Hauptstr. 22
61642 Königstein / Ts.

Wichtiger Hinweis: Alle in diesem Buch enthaltenen Angaben, Daten, Ergebnisse usw. wurdem vom Autor nach bestem Wissen erstellt und von ihm und dem Verlag mit größter Sorgfalt überprüft. Gleichwohl sind Fehler nicht vollständig auszuschließen. Daher erfolgen die Angaben usw. ohne jegliche Verpflichtung oder Garantie des Verlages oder des Autors. Beide üben deshalb keinerlei Verantwortung oder Haftung für etwaige inhaltliche Unrichtigkeiten aus.

Fotos, Abbildungen und Grafiken (sofern nicht anders zitiert): Heinz-Peter Linden u. Ralf Reglin
Redaktionelle Überarbeitung: Felicitas Reglin
Gesamtherstellung: Druckerei Krieser & Reglin, Köln

Printed in Germany

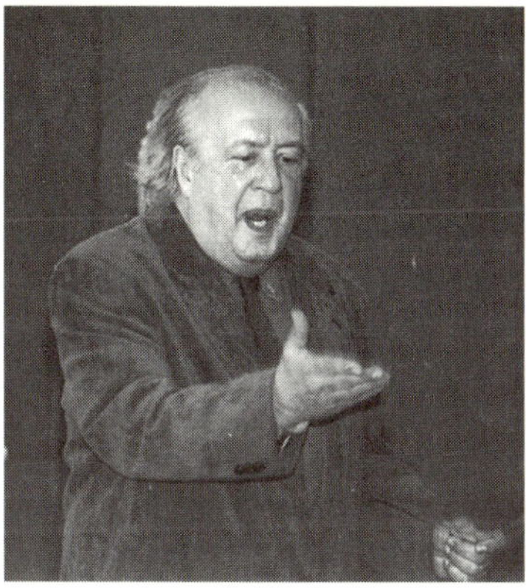

Über den Autor

Gerhard Ohlenschläger wurde am 26. August 1930 in Frankfurt am Main geboren. Nach schönen Kindertagen im Frankfurter Westend folgte in einer verträumten Kleinstadt, in Königstein im Taunus, die Schulzeit, die er mit dem Abitur abschloß.

Nach dem frühen Verlust beider Eltern, deren Angedenken er stets ehrend in Erinnerung behalten hat, und dem dadurch bedingten frühen Verlust einer familiären Geborgenheit begann das, was man für gewöhnlich als „Lebenskampf" bezeichnet, vornehmlich in der nach dem Zweiten Weltkrieg aufstrebenden Groß- und Geburtsstadt Frankfurt, seiner zweiten Heimat.

Nach dem Studium der Philosophie und Medizin folgte eine langjährige Klinische Tätigkeit als Arzt in den Fachgebieten Chirurgie, Chirurgische Orthopädie, Gynäkologie, Serologie und Innere Medizin.

Neben der Frankfurter Philosophenschule - HORKHEIMER, ADORNO - an der er ein Philosophiestudium absolvierte, haben ihn vor allem zwei weitere Persönlichkeiten bis zum heutigen Tage nachhaltig geprägt: der Philosoph Gustav SIEWERTH (Aachen, Freiburg) und der Biophysiker Friedrich DESSAUER (Frankfurt, Fribourg) - zwei gute Freunde für ihn, den stets Fragenden und Suchenden. Beide haben ihn ein wichtiges Stück seines Lebensweges begleitet und ihm tiefgehende geistig-seelische und naturphilosophische Bereicherung gegeben, lebenswichtige und inhaltsreiche Begegnungen, *„für die ich dem Geschick außerordentlich dankbar bin"*.

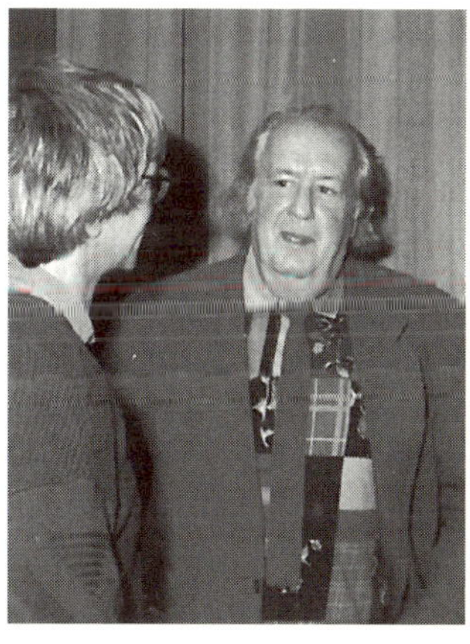

Ein weiterer väterlicher Freund in seinen jungen Jahren war Mr. CROSSMAN, der Kurator der Deutschen Amerikahäuser in der amerikanisch besetzten Zone. In den Hunger- und Notjahren nach dem Krieg spielte Ohlenschläger als Barpianist in deutschen und amerikanischen Lokalen, aus Freude an der Musik, aber auch um leben und studieren zu können.

Die Freude an der aktiven Ausübung der Musik hat ihn sein ganzes Leben bis heute begleitet. Sie hat ihn nicht nur bekannten Persönlichkeiten und Interpreten der internationalen Jazz- und Unterhaltungsmusik persönlich und freundschaftlich nahe gebracht, sondern ihn auch stets immer wieder harmonisiert.

Später erfolgte noch eine weitere Universitätsausbildung in den Disziplinen: Klinische Biochemie und Laboratoriumsmedizin.

Seit über 30 Jahren geht Gerhard Ohlenschläger einer Tätigkeit in Lehre und Forschung nach mit den Schwerpunkten: Grenzgebiete zwischen Biochemie und Biophysik einerseits und der Medizin andererseits, Biologische Krebsforschung, Biophysik und Biochemie freier Radikale so-

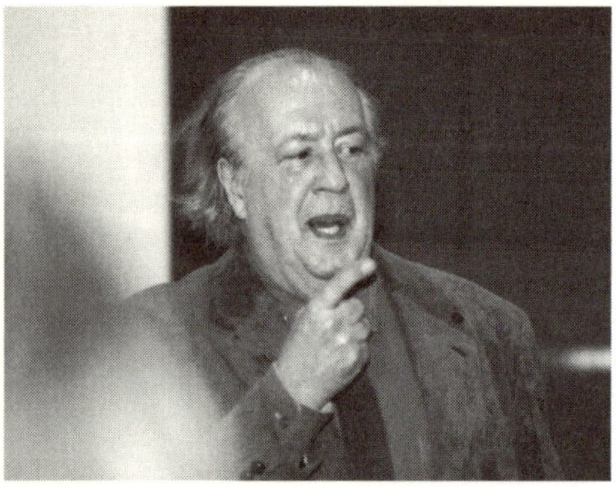

wie bestimmten Richtungen innerhalb der Naturphilosophie.

Die Betätigungen führten zu über 500 Fachpublikationen und vielen Monographien. Darüber hinaus verfaßte er 1970 eine Habilitationsschrift über neue Molekularsieb-Elektrophoresemethoden, eine Arbeit, deren wissenschaftlicher Wert und Inhalt von vier unabhängigen Wissenschaftlern verschiedenster Universitäten in ihren Gutachten als gut und wertvoll anerkannt wurden.

Wissenschaftliche und ärztliche Studien führten auch zur Konzeption, Entwicklung, Fertigung und amtlichen Registrierung von über 30 Arzneimitteln, die sich bereits seit Jahrzehnten am kranken Menschen bewährt haben und noch bewähren.

Seine besondere wissenschaftliche Aufmerksamkeit galt viele Jahre lang der Erforschung und Validierung des Glutathionsystems, einem körpereigenen thermodynamischen Nichtgleichgewichtssystem, als ein vielen intrazellulären Mechanismen übergeordnetes Redoxsystem. Innerhalb dieser Thematik führte Ohlenschläger auch viele völlig neuartige Derivatisierungsverfahren durch, deren Erfindungshöhe durch Patentierungen international anerkannt sind.

Nicht nur durch die Erforschung des Glutathionsystems, der Quantenchemie freier Radikale und ihrer Scavenger und vieler weiterer Probleme zellulärer Redoxpotentialkinetiken, sondern auch durch naturphilosophische Sichtweisen einer neu zu verstehenden, modernen Medizin stand er vom Beginn seines medizinischen Werdeganges an immer voller Hochachtung und Interesse der Naturheilkunde und Ganzheitsmedizin nahe.

Am Schluß seines Curriculum vitae schreibt Ohlenschläger:

„Danken möchte ich für die vielen schönen und erfüllenden Stunden geistigen Austausches, nicht nur mit Kollegen und Naturheilkunde-Ärzten, mit Menschen aller Berufsgruppen, sondern in den letzten Jahren auch mit den Persönlichkeiten der „Wormser-Gespräche“ und vor allem mit meinen Freunden, die mich trotz meiner vielen Eigenarten und Exzentrizitäten geschätzt und gestützt haben. Ihnen allen habe ich unsagbar viel Gutes und Schönes zu verdanken. An erster Stelle möchte ich meinen Freund nennen, der von Kindheit an mit mir tief verbunden ist, Klaus Steinhoff aus Königstein.

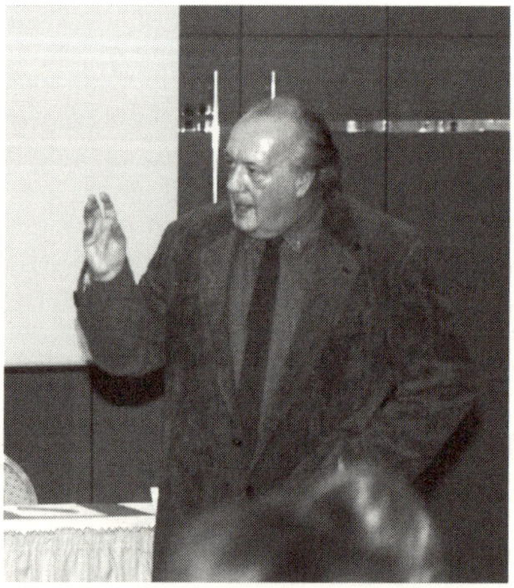

Da wir das Leben vorwärts leben müssen und es nicht einmal im Nachhinein voll verstehen können, möchte ich hiermit doch den Versuch unternehmen, mich zu bedanken, und zwar direkt bei den Betreffenden, die ich erwähnt oder in Gedanken gestreift habe, sowie indirekt bei den Imponderabilien und Zufällen eines in Raum und Zeit hochvernetzten bunten Lebensweges, meines bisherigen Lebens.“

Inhaltsverzeichnis

Vorwort des Herausgebers

Angesichts der vielen tausend Bücher, die Jahr für Jahr in Deutschland neu auf den Markt kommen und ihre Leser suchen, muß man sich - auch als Verleger - natürlich bei jedem neuen Projekt fragen, ob das denn wirklich nötig ist? Für das vorliegende Buch können wir diese Frage mit einem deutlichen Ja beantworten.

Der Anlaß war uns ebenso lieb wie willkommen:

Dr. Gerhard Ohlenschläger wird 65 !

Mit diesem Buch wollen wir uns bei ihm bedanken. Bedanken für die jahrelange Zusammenarbeit, für die selbstlose Weitergabe seines Wissens, das weit über die engen Grenzen eines einzelnen wissenschaftlichen Fachgebietes hinausgeht, für seine Inspirationen, über vernetzte und hochkomplexe Zusammenhänge des Lebens und des Sterbens nachzudenken, bedanken aber auch für die vielen schönen Stunden, die wir mit ihm gemeinsam verleben dürfen, und die immer ein ganz besonderes Erlebnis sind, und schließlich auch für die Freundschaft und die Verbundenheit, die er uns entgegenbringt.

Sein gesamtes Schaffen in einem Buch zusammenzufassen grenzt an das Unmögliche. Der vorliegende Band umfaßt daher denjenigen Teil seines Lebenswerkes, dem er sich mit besonderer Hingabe widmete, und der auch heute noch im Mittelpunkt seiner Forschungstätigkeit steht: die grundlegende Bedeutung freier Radikale bzw. aktivierter Sauerstoffstufen für die Entstehung von Krankheiten sowie die sich daraus ableitende prophylaktische und therapeutische Anwendung von Antioxidantien. Mit unserer Auswahl verschiedener von ihm in den letzten Jahren zu diesem Thema veröffentlichten Arbeiten haben wir einen kleinen Bogen von der allgemeinen Radikalenchemie über das biologische Aldehydproblem zum Glutathionsystem gespannt. Zwangsläufig sind dabei viele seiner Vorarbeiten und Nebenwege zunächst unberücksichtigt geblieben, doch die wundervolle Gabe Ohlenschlägers, komplexe Zusammenhänge nicht nur zu erkennen und aufzuzeigen, sondern auch noch verständlich zu machen, mag hier darüber hinweghelfen.

Es ist aber auch ein Buch, das an Brisanz und Aktualität heute kaum zu überbieten ist. Als wahrer Vordenker und Forscher hat Dr. Ohlenschläger die Probleme und Zusammenhänge, die heute in aller Munde erscheinen, bereits vor Jahrzehnten erkannt und propagiert. Möge sein Ruf noch lange schallen !

Unsere allerherzlichsten Wünsche begleiten ihn dabei ...

Felicitas und Ralf Reglin

Vorwort

(Für einen "Freien Radikalen" und ein notwendiges "Vitamin" zugleich !)

Ein Vorwort zu schreiben bedeutet für mich nicht nur, einem ehrenvollen Auftrag nachzukommen, sondern kommt auch dem ganz persönlichen Anliegen entgegen, dem Kollegen Gerhard Ohlenschläger bei dieser Gelegenheit meine Referenz erweisen zu können, d.h. man zieht den eigenen Doktorhut vor dem Können eines biochemischen Fachnachbarn, dessen wissenschaftliches Werk man beurteilen kann und schätzen gelernt hat, nicht zuletzt auch deswegen, weil es eigene Vorstellungen vom oxidativen Streß, von Radikalfängern und den Querverbindungen zum Immunsystem außerordentlich bereichert hat. Und so habe ich einer späten Zufallsbekanntschaft viel zu verdanken: erstens lernt man nie aus und zweitens kann man aus ihr klug werden ! Damit aber auch andere sich mit dieser Problematik moderner Biochemie auseinandersetzen können und neue Erkenntnisse über ein immer wichtiger werdendes und expandierendes Fachgebiet gewinnen, ist dieses Buch notwendig. Das gilt sowohl für den praktischen Arzt als auch für Wissenschaftler verwandter Fachrichtungen - Immunologen, Sportmediziner sowie Umwelt- und Arbeitsmediziner, um nur einige zu nennen.

Dazu bringt dieses Buch wertvolle Voraussetzungen mit, die gleichzeitig aber auch die faszinierende Persönlichkeit des Autors ins rechte Licht setzen, gerade weil er immer sein Licht unter den Scheffel zu stellen gewohnt ist:

1. Die aktuelle Thematik (Antioxidantien, Freie Radikale und vor allem das Glutathionsystem !) wird in didaktisch vorbildlicher, äußerst anschaulicher und verständlicher Weise aufbereitet und dargeboten. Hier schreibt ein Mann, der sich nicht nur intensiv mit den verschiedensten biologischen Systemen beschäftigt hat, sondern sie auch durch eigene Ideen und Experimente, oft mit therapeutischen Konsequenzen, bereichert und erweitert hat, und das zu einer Zeit, als von diesen Zusammenhängen und praktischen Auswirkungen keiner etwas ahnte. Das hier sind Früchte einer Pionierarbeit, nicht eines verkannten Genies, aber eines "genial" verkannten Vordenkers. Heute sind diese Begriffe in aller Munde, nicht nur wegen der inzwischen erkannten Bedeutung, sondern auch, weil der Autor sie in unzähligen Vorträgen und Vorlesungen populär gemacht hat, wodurch er sich bei manchen Kollegen vielleicht unpopulär machte. Den Preis dafür hat er aus ärztlicher Verantwortung gezahlt.

2. Damit wird gleichermaßen auf seine Begabung als "Tutor" und Lehrer im besten Sinne hingewiesen. Er bringt die klassische Übersicht, die nicht nur geordnete und gegliederte Information ist, sondern das Wesentliche kreativ miteinander in Relation setzt, somit Assoziationen ermöglicht und stimulierendes Nachdenken

mit auf den Weg gibt. Seine Arbeiten bedeuten für den Leser einen Leitfaden, den er weiterspinnen kann, eine Anleitung zum Verstehen naturwissenschaftlicher Netzwerke und biologischer Regelkreise, in denen Geist und Materie, Welle und Partikel (Wellikel), Wahrscheinlichkeit und Zufälliges sich begegnen. Was er sich selbst in anschaulicher Weise klar gemacht hat, konnte er anderen in noch anschaulicherer Weise erklären: Ein interessiertes Publikum stimuliert ihn immer wieder !

3. Auf diese Weise kommt eine höchstpersönliche und doch allgemein gültige Lebens- und Naturphilosophie zum Ausdruck: "Leben ist eine regel-, anpassungs-, aber auch "kipp"-bereite schicksalhafte Gratwanderung, und die Komplexität lebender Systeme ist untrennbar mit der permanent oszilliereden Existenz kritischer Zustände gekoppelt." Hier mündet das Allgemeine in die Verästelungen des Individuellen, das Schicksalhafte des Lebens wird relativiert, und das Chaotische einem sinnvollen Organisationsplan zugeordnet.

Gerhard Ohlenschläger hat es sich mit seinem Stoff, aber auch im Leben nicht leicht gemacht. Als Vorreiter glaubten ihn viele auf dem falschen Pferd, als Prophet hätte man ihn des Landes verweisen sollen, damit er etwas gilt, oder musikalisch ausgedrückt spielte er mit wenigen Instrumenten die richtige Melodie von den konzertierten biochemischen Interaktionen im Bereich der Redoxsysteme, als Vortragender tanzte er gelegentlich auf der falschen Hochzeit oder aus der Reihe, auf seiner bio-ökologischen Klaviatur traf er immer den richtigen Ton vor leider tauben Ohren, im Gewirr des Lebens fand er den roten Faden, der ihn aus dem Labyrinth chaotischer Wissensanhäufung zu einer harmonievollen, aber stets unruhig oszillierenden Naturphilosophie führte. Er ist ein menschlicher Gelehrter und ein lehrender Mensch, sympathisch auch durch eigene, oft hausgemachte "Umwelt- und Umwälzprobleme". Als Sportler würde ich sagen, daß ihn keine Eigentore den verdienten Titel gekostet haben, sondern die Torheit einiger Spielregeln. Doch in der Wissenschaft wie im Sport zählt letzten Endes die Leistung. Deshalb ist es ein anzuerkennendes Verdienst des Verlages, einen appetitmachenden Ausschnitt aus dem großen Kuchen seines Lebenswerkes hier präsentiert zu haben ! Ein Kuchen, der immer noch nicht ganz "aufgegangen" ist, sozusagen permanent in Gärung begriffen.

Dieser wissenschaftlichen Dokumentation möchte ich bedauernd hinzufügen, daß Persönlichkeiten wie Gerhard Ohlenschläger ebenfalls vorn umweltbedingten Aussterben bedroht sind. Er verkörpert eine Persönlichkeit, welche menschliche Ausstrahlung, eine kritische Intelligenz und ein nicht weltfremdes Allgemeinwissen in sich vereint. Ferner besitzt er ein liebevolles Gefühl und tiefes Verständnis für alles, was da kriecht und fliegt und krabbelnd den Oszillationen seiner Gene folgt. "Sein oder nichts sein", so möchte ich eines seiner Lieblingszitate verfremden: Gerhard Ohlenschläger ist - und er ist etwas geworden, von dem wir alle noch lange möchten, daß er es sein wird - ein verehrungswürdiger, liebenswerter und von Herzen guter Freund. Darüber hinaus imponiert er nicht nur als ein glänzender Rhetoriker, sondern auch als ein Wissenschaftler, der nicht nur mit den Händen reden kann, sondern auch äußerst geschickt zu experimentieren weiß. Nicht nur sein hervorragendes Buch über Elektrophorese-Techniken gibt darüber Auskunft: Ein erfülltes Leben zwischen Katheder und Kathode, beflügelt von Vitalität und Vitaminen, im Spannungsfeld von Eu-Streß und Anti-Streß.

Eigentlich hat er es endlich einmal clever gemacht und die Ruhmesblätter am Baum seiner Erkenntnis spät im Herbst des Lebens reifen und wachsen lassen. Dieser schlaue Trick garantiert ihm den immergrünen Frühling einer "selbstorganisierten Kritizität". Möge im Biotop seiner Labor- und Buchbehausung eine Naturphilosophie aufblühen, in deren bunten Garten auch unsere Gedankengänge Anregungen, Erkenntnisse und Freude erfahren können.

Im übrigen - beinahe hätte man es vergessen - ist es doch kaum zu glauben, daß Gerhard Ohlenschläger schon 65 sein soll ! Sollten seine biologischen Schwingungskreise etwa auch die Apoptose-Gene bremsen ? Oder ist es seine bio - logische Lebensweise, gekoppelt mit einer psycho - logischen Lebensweisheit ? Diese Antwort ist er uns noch schuldig ! Er, dem die Fakultät die "venia legendi" erteilte, was ich hiermit behaupten möchte, denn übersetzt kann das auch die "Straflosigkeit des Lesens" bedeuten. Es kommt eben immer darauf an, wie man die Zusammenhänge interpretiert ! Und so bietet uns Gerhard Ohlenschläger eine weitere immunstimulatorische Variante: Die Souveränität des humorvollen Menschen, der zumindest an den Universitäten dem Artenschutzgesetz unterstellt werden sollte !

So ist dieses Buch auch als Geschenk zu sehen, nicht nur für ihn - !
Eine wilde Gabe, wie er vielleicht sagen würde - ! Und eine, um die er nicht gebeten hat .

Köln, im August 1995

Prof. Dr. med. Gerhard Uhlenbruck
Direktor des Instituts für Immunbiologie
an der Universität Köln
Ehrenmitglied der International Society for
Exercise and Immunology (ISEI)

A

Aktivierte Sauerstoffstufen, Freie Radikale, Oxidativer Streß - Krankheitsverursachende Prinzipien in lebenden Systemen

I. Oxidation in lebenden Systemen und molekularer Sauerstoff:

Durch die Nutzung des atmosphärischen, molekularen Sauerstoffs (O_2) als Oxidans, als Elektronakzeptor im Rahmen der Biologischen Oxidation in den Mitochondrien der Zellen aller oxidierender vielzelliger, lebender Systeme zur Gewinnung ausreichender Wachstums-, Differenzierungs- und Lebensenergien in Form energiereicher Phosphate (ATP, GTP u. a.), hat die biologische Evolution einen großen Sprung in Richtung Entwicklung komplizierter Baupläne vollzogen.

Während in einer sauerstofflosen reduzierenden Uratmosphäre der Erde 1 Mol Glukose anaerob über Gärung nur 2 Mol ATP Energie lieferte, kommt es beim oxidativen Abbau eines Mols Glukose immerhin zu 38 Mol ATP, also zur 19-fachen Energiemenge. Aus diesem Grunde haben sich fast alle vielzelligen Lebewesen für diesen besseren Weg der Energieausnutzung entschieden; wurden dadurch aber auch vom molekularen Sauerstoff von der Biologischen Oxidation abhängig. Obwohl der molekulare Sauerstoff ein Biradikal mit zwei ungepaarten Elektronen parallel ausgerichtet in zwei verschiedenen Π*-Orbitalen ist, so ist er gerade wegen dieses Triplettzustandes, also aus Spinverbotsgründen gegenüber bioorganischen Molekülen, relativ reaktionsträge. (Abb. 1)

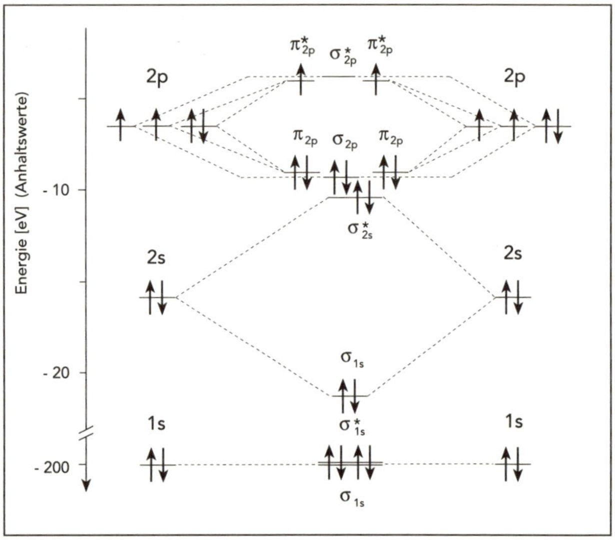

Abb.1 : Die Elektronenbesetzung der Molekülorbitale im molekularen Sauerstoff (0_2). Synonyme des O_2 sind: Disauerstoff O_2 ($^3\Sigma_g$). Weil in beiden Π*-Orbitale jeweils ein ungepaartes Elektron, beide aber parallel zueinander stehen, ist der molekulare Sauerstoff ein Diradikal im Triplettzustand. Es besteht für ihn ein Spinverbot, d.h. ohne weiteres mit bioorganischen Molekülen zu reagieren.

Dies ist auch gut so, sonst hätte keine bioorganische Evolution stattfinden können, denn der molekulare Sauerstoff hätte alle bioorganischen Moleküle bereits im Entstehen abgebaut bzw. oxidativ vernichtet.

Der molekulare Sauerstoff kann seiner potentiellen oxidativen Kraft nur nachkommen, wenn er das Spinverbot umgeht und aktiviert wird (über die aktivierten Sauerstoffstufen wird in Kapitel III im einzelnen berichtet). Man spricht dann von aktivierten Sauerstoffstufen (ASS), die angeregte reaktive Sauerstoffderivate darstellen und die - neben einigen physiologischen Reaktionen - u.a. aber vorwiegend pathologische zerstörerische Mechanismen in lebenden System auslösen.

Damit es nicht zu Unrecht, physiologisch unsinnig, aus falschen Gründen, am falschen Ort und zur falschen Zeit zu Reaktionen aktiver Sauerstoffstufen kommt, schützen sich oxidierende biologische Systeme durch - in allen Zellen und Zellkompartimenten vorkommende und ein Leben lang nachsynthetisierte - antioxidative Enzyme, wie z.B. Superoxiddismutasen (SOD), Katalasen (KAT) und Selen-abhängige- und Selen-unabhängige Glutathionperoxidasen (Px).

Oxidationen (Oxidbildung und/oder Elektronenentzug) sind Vorgänge, die Energie erzeugen, aber nur um den Preis von Strukturzerstörungen.
-“ Es muß etwas oxidiert (verbrannt)werden, damit es warm wird, damit kinetische Energie entsteht!“- (7-21)

So hat die Entwicklung einer atembaren Sauerstoffatmosphäre auf unserem Planeten und ihre Nutzung zur Energiegewinnung in lebenden Systemen die Evolution biologischer Spezies und Individuen von Grund auf verändert.

Unser Organismus oxidiert zur Entwicklung und Erhaltung seiner biologischen Strukturen, seiner Funktionen und seiner Lebensenergien permanent die Nährstoffe Fette, Kohlenhydrate, Proteine und Nukleinsäuren -, die wir mit der Nahrung ein Leben lang zu uns führen. Aber auch unsere Zellen, Gewebe, Organe, ja unser ganzer anatomisch-histologischer Bauplan besteht aus den gleichen verletzlichen bzw. oxidablen Strukturen. Während in unserem Energiestoffwechsel ständig diese Nährstoffe oxidativ abgebaut werden, muß der Organismus und seine Organe sich auch ständig vor einem oxidativen Angriff seiner eigenen Strukturen schützen. (7-21)

Oxidierende vielzellige Lebewesen sind Meister in der feinabgestimmten Regelung der ständig in ihnen ablaufenden "Verbrennungen". Eine solche permanente Verbrennung sollte langsam und nicht explosiv ablaufen, sie sollte ein langsame und räumlich begrenzte Oxidation darstellen.

Die biologische Oxidation begleitet, ja ermöglicht erst alle Lebensprinzipien wie Wachstum, Entwicklung, Zellteilung, Differenzierung, Proteinbiosynthese, Stoffwechsel, Metamorphose, Anpassung und Fortpflanzung. Aber das Phänomen der Überoxidation und/oder besonders schnell und physiologisch unsinnig ablaufende Oxidationsprozesse führen zu vorzeitigem Vitalitätsverlusten, zu vorzeitigem Altern, zu tiefgreifenden, frühen Altersatrophien und Organdegenerationen und sind Gründe genug für unsere Endlichkeit.

Umfang und Geschwindigkeit oxidativer Prozesse stehen in einem engen Zusammenhang mit der Lebenserwartung eines Individuums und mit der mittleren Lebenserwartung einer Spezies. An einem Tag z.B. werden in einem 70 kg schweren menschlichen Organismus je nach Leistungsanforderung 40-70 kg ATP in einem Kreisprozeß auf- und auch wieder abgebaut im Rahmen der Biologischen Oxidation in allen Mitochondrien, die je nach Zellmetabolismus und Zelleistungsanforderungen in den Zellen unterschiedlicher parenchymatöser Organe unterschiedlich häufig repräsentiert sind. Ein Hepatozyt besitzt ungefähr 2500 - 5000 Mitochondrien; eine Nervenzelle um 4000 - 5000 und eine Fettzelle nur einige Dutzend.

In einem 70-jährigen Leben veratmet ein Mensch ca. 17 Tonnen Sauerstoff. Davon wird eine ganze Tonne O_2 in reaktive Sauerstoffstufen (ASS) umgewandelt. An jedem Tage eines Menschenlebens erleiden die Nukleinsäuren eines Zellkerngenoms ungefähr 10^4, d. s. 10000 oxidative DNA- Schäden pro Genom und Tag (Abb. 2), das bedeutet für den Gesamtmenschen 10^{16} -10^{18} Mutationen pro Tag. (7-21). Radikalische Reaktionen steigen bis um den Faktor 100 an bei: Sportli-

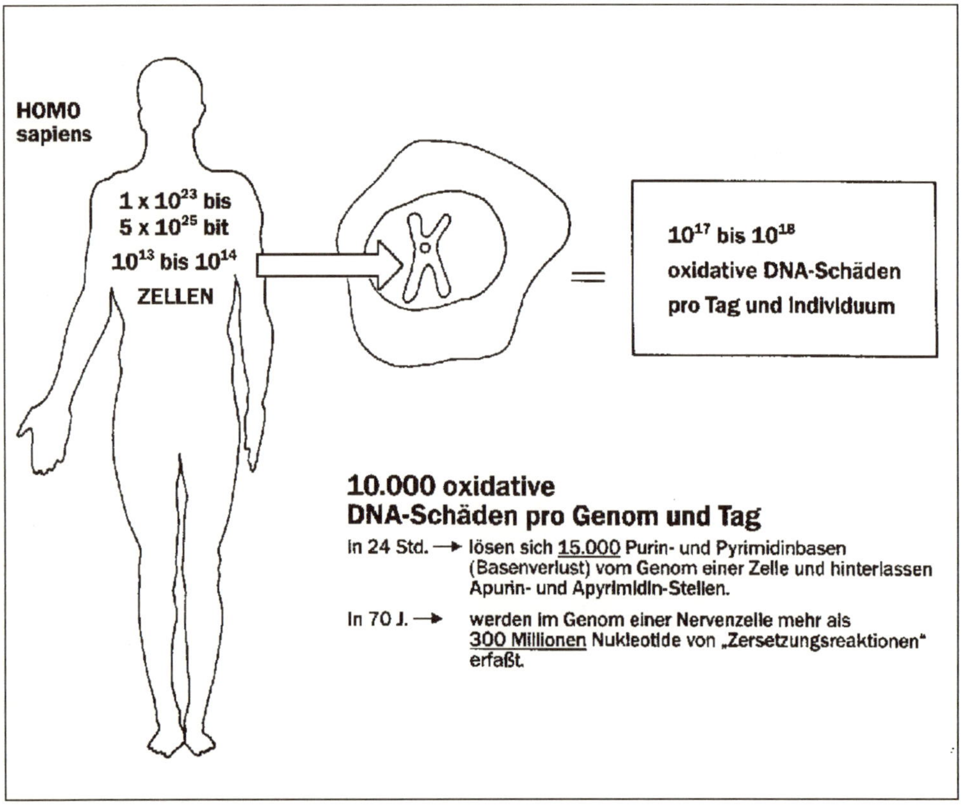

Abb. 2: Oxidative Schäden, die die Chromosomensätze (Genome) der Zellen eines Menschen jeden Tag erleiden, ohne daß ein besondrer zusätzlicher "Oxidativer Stress" besteht.

chen Hochleistungen; Bestrahlungen (UV- und Gamma-Strahlen); Intoxikationen; Infektionen; Fieber; Immunreaktionen; Entzündungen u.a.

Wenn die Schutzmaßnahmen der antioxidativen Enzyme versagen, aus welchen Gründen auch immer (angeborene oder erworbene Störungen), oder wenn zuviele und/oder wenn zeitlich zu lange ASS und freie Radikale gebildet werden, dann werden wir krank und vorzeitig alt (Tab. 1)
Alle Krankheiten, alle degenerativen Leiden, - Arteriosklerose - Hirnschwund - Immunschwäche - Myopathien - Polyarthritiden - Lungenfibrosen - Hepatopathien Krebserkrankungen u. a. werden entweder durch ASS und/oder freie Radikale induziert, erzeugt und unterhalten. (7-21)

Ein Mißverhältnis, eine Imbalance zwischen dem Auftreten von ASS, freien Radikalen, Radikalkettenreaktionen (Hyperradikalie) und den antioxidativen und den antiradikalischen Schutzmaßnahmen nennt man in "salopper" Ausdrucksweise "Oxidativen Streß" - in Analogie zu dem etymologischen Inhalt des allgemeineren Begriffes: Dysstreß.

Außer den antioxidativen Enzymen kann auch noch eine definierte Anzahl anderer niedermolekularer Moleküle unterschiedlicher Molekularstruktur, endogenen

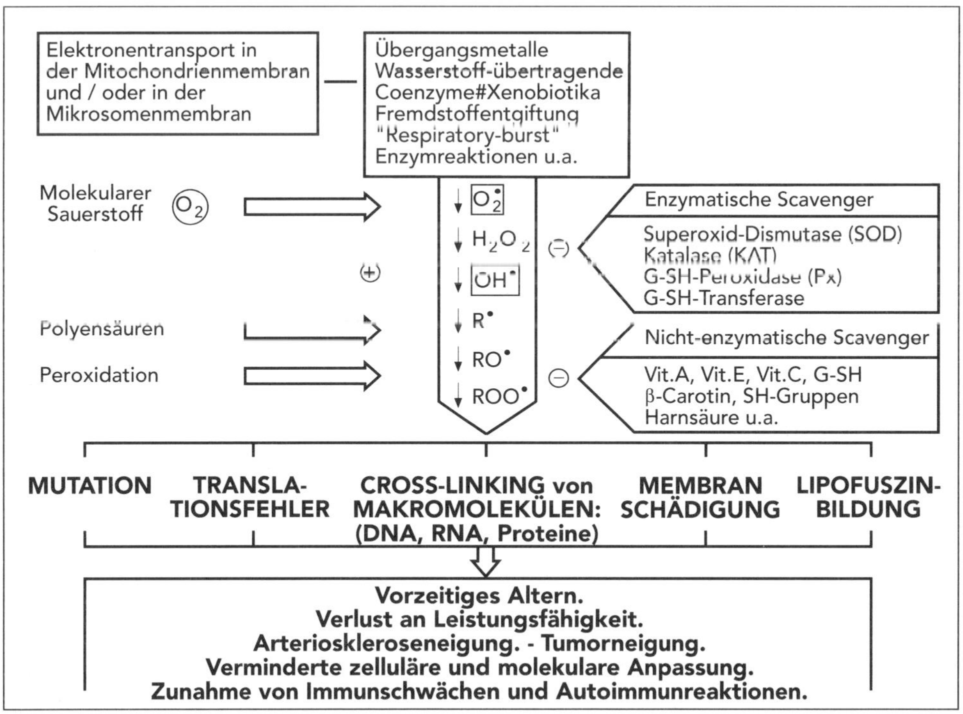

Tab. 1: Bilanzverhältnisse zwischen Oxidation, Überoxidation und antioxidativen Mechanismen

ANTIOXIDATIVE ENZYME (SOD - KAT - Px)

1. Abhängig von der Qualität der Erbmasse (Enzymopathien)
2. Abhängig von der Biosynthesekapazität in den einzelnen Biokompartimenten (Enzymopenien)
3. Besitzen relativ hohe Reaktionsgeschwindigkeiten, die in der gleichen Geschwindigkeit wie radikalische Reaktionen liegen.
4. Werden bei der Detoxifikation von Radikalen selbst nicht radikalisch. Entwickeln also keine Kettenreaktionen.
5. Stehen nicht unbegrenzt zur Verfügung.

NIEDERMOLEKULARE NICHT-ENZYMATISCHE ANTIOXIDANTIEN

1. Abhängig nur von der ausreichenden Versorgung durch unbelastete Lebensmittel oder von einer dosisgerechten Substitution im orthomolekularen Sinne.
2. Rechtzeitige dosisentsprechende Substitution zur Versorgung aller Biokompartimente immer möglich.
3. Besitzen geringere Reaktionsgeschwindigkeiten, die meist langsamer sind als die radikalischen.
4. Werden als Radikalfänger (Scavenger) immer selbst auch radikalisch. Sie müssen also von anderen Antioxidantien "entschärft" werden. Konzertierte Aktion zwischen Vit. E, Vit. C und reduziertem Glutathion (G-SH).
5. Stehen in ausreichender Menge immer zur Verfügung.

Tab. 2: Unterschiede zwischen antioxidativen Enzymen und niedermolekularen nicht-enzymatischen Antioxidantien

oder exogenen Ursprungs, also Substanzen die keine Enzyme sind, als Antioxidantien (Scavenger, Radikalfänger) wirken. Zu den antioxidativen Substanzen exogenen Ursprungs gehören einige Vitamine (Vit. A, ß-Carotin, Vit. E, Vit. C, Folsäure u.a.), die wir, wenn wir "Glück" haben, noch und auch ausreichend mit unseren Nahrungsstoffen zuführen können. In vielen Nahrungsstoffen und Lebensmitteln sind aber diese relativ empfindlichen Vitamine durch Lagerung, Spritzmittel, Konservierung, radioaktive Bestrahlungen und/oder andere moderne Lebensmittelbearbeitungen weitestgehend zerstört. Aus solchen Gründen und aus Gründen des größeren Bedarfs im orthomolekularen Sinne, in einer toxikologisch völlig veränderten Welt, müssen diese lebenswichtigen Stoffe in entsprechend ausreichender Dosierung aus präventiv-medizinischen Gründen substituiert werden.

Zwischen der Wirkung antioxidativer Enzyme und niedermolekularen nichtenzymatischen Antioxidantien bestehen folgende, grundlegende Unterschiede (Tab.2). Die zuvor bereits angesprochenen Sauerstoffstufen (ASS) werden angeregt bzw. gewinnen ihre Anregungsenergie entweder reduktiv durch 1-Elektonen-Übergänge oder durch Energieabsorption z.B. quantenphysikalischer Energien (energiereiche Strahlung, UV-Strahlung oder Gammastrahlung), wie (Abb. 3) zeigt.

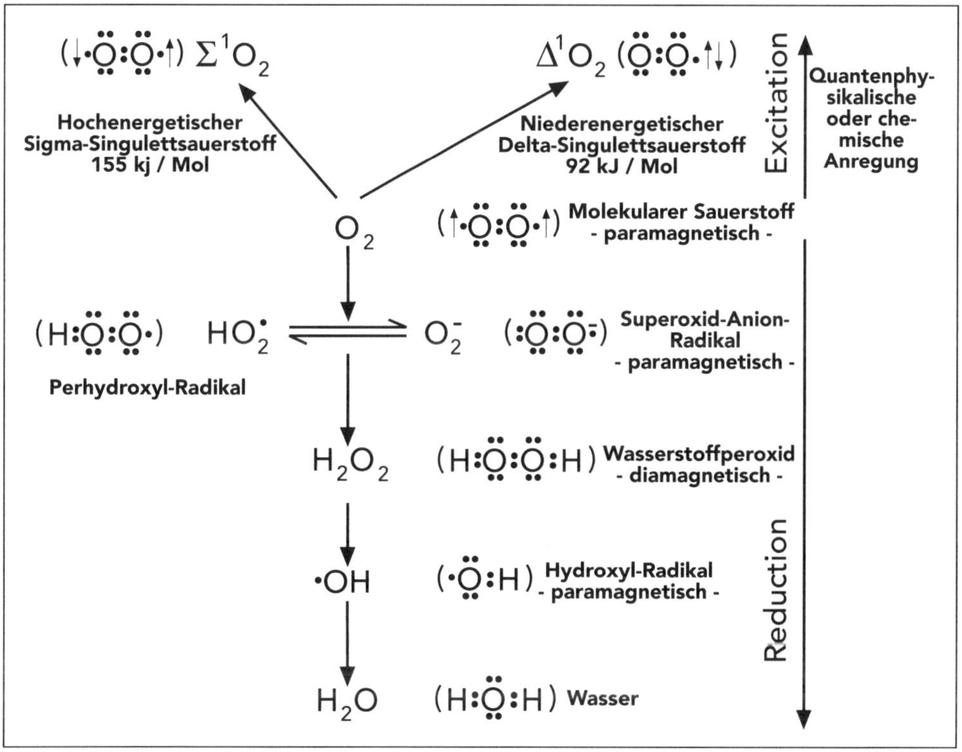

Abb. 3: Der molekulare Sauerstoff und seine aktivierten Derivate, die aktivierten Sauerstoffstufen (ASS). Der erste 1-Elektronenschritt führt zum Superoxid-Anion-Radikal, der zweite führt zum Wasserstoffperoxid, der dritte zum Hydroxyl-Radikal und der vierte zum Wassermolekül. Modifiziert nach J. Feher, G. Csosmos u. A. Verckei.

II. Wechselwirkungen oxidativer Mechanismen mit bioorganischen Strukturen:

Außer den jetzt im Einzelnen zu besprechenden aktivierten Sauerstoffstufen (ASS), sollte auch erwähnt werden, daß es eine relativ große Anzahl, ja eine ständig zunehmende Anzahl exogener Quellen für ASS und/oder andere freie Radikale gibt. So z.B. photochemischer Smog, Stickoxide, Ozon, Elektrosmog, toxische Schwermetalle, viele, unübersehbar viele, fast alle Umweltchemikalien, halogenierte Kohlenwasserstoffe, organische Lösungsmittel, Teerabkömmlinge, Kunststoffe, Xenobiotika im weitesten Sinne, UV Strahlung und ionisierende Strahlen natürlicher und künstlicher radioaktiver Nuklide. (1-3, 5-21)

Endogene Quellen für ASS in lebenden Systemen sind: Die mitochondriale Atmung, die Phagocytose mit dem vielseitig induzierbaren "respiratory burst", Detoxifikationen über das Zytochrom P-450-System, Peroxisomenreaktionen, Reperfusionsschäden (Xanthindehydrogenase -Xanthinoxidase-Reaktion) bei zuvor ischämischen Gewebsbezirken, Enzyme und Coenzyme, komplexe Übergangsmetalle wie Hämoglobin, Myoglobin, Zytochrome u.a. (1-3, 5-21)

Die Gründe zur Aktivierung des O_2 und zur Bildung von freien Radikalen sind sehr vielschichtig, relativ unüberschaubar und begleiten jedes Individualleben zu unterschiedlichen Lebens- und Krankheitsphasen unterschiedlich stark und unterschiedlich komplikationsträchtig. Generell sind alle biologischen Strukturen und Moleküle gegenüber ASS und freien Radikalen empfindlich und vulnerabel und werden in ihren physiologischen Strukturen labilisiert, verändert oder zerstört.

Einige Molekularstrukturen sind gegenüber dem "Oxidativen Streß“ besonders empfindlich. Von Aminosäuren sind dies:

- Die essentielle Aminosäure L-Methionin (die auch als genereller Methylgruppendonator im intermediären Stoffwechsel fungiert.
- Die nicht-essentielle Aminosäure L-Cystein, die für Aufbau, Konformation, Struktur und Funktion fast aller Peptide, Proteine und Enzyme wichtig ist. Sie spielt bei der Regulation des Redoxpotentials aller Zellen direkt oder indirekt eine wichtige Rolle. Außerdem ermöglicht sie über Chelatbindung Schwermetallentgiftungen und Schwermetallausscheidungen. Sie ist Baustein zweier sehr wichtiger intrazellulärer bioorganischer Strukturen, zur Biosynthese des Glutathions und des Metallothioneins.
- Aber auch die ringförmigen, essentiellen Aminosäuren L-Tyrosin, L-Phenylalanin und L-Tryptophan sind bevorzugte Angriffsziele radikalischer Zerstörungen.
- L-Phenylalanin ist Baustein der Hormone und Neurotransmitter Adrenalin und Noradrenalin, der Schilddrüsenhormone T4 und T3 sowie des vor UV-Licht schützenden, braunen Hautfarbstoffes Melanin.
- Das Dekarboxylierungsprodukt des L-Tryptophans, das Serotonin, ist Neurotransmitter im Gehirn und spielt als Entzündungsmediator eine Rolle.
- Auch die semiessentielle Aminosäure L- Histidin mit ihrem wichtigen Stellenwert zur Bindung von Übergangsmetallen (Eisen und Kupfer) an bioorganische Molekülen, wie Hämoglobin, Myoglobin, Transferrin, Coeruloplasmin, Zytochrome u.a., ist Targetmolekül für oxidative Angriffe.

Von Tripeptiden ist ein besonderes Zerstörungsziel, das die Redoxgrundregulation aller Zellen garantierende reduzierte Glutathion (G-SH) und von Polypeptiden, das bis zu 30% aus L-Cystein bestehende Metallothionein.

Die Aminosäure L-Cystein und das Tripeptid G-SH sind wegen ihrer freien SH-Gruppen gute Antioxidantien gegenüber:

Superoxid-Anion- Radikalen	($O^{\bullet}{}_2$)
Perhydroxylradikalen	($^{\bullet}OH_2$)
Wasserstoffperoxiden	(H_2O_2)
Hydroxylradikalen	($HO^{\bullet}$)
Singulettsauerstoff-Molekülen	O_2 ($^1\Delta_G$)
Lipidradikalen	($L^{\bullet}$)
Alkoxylradikalen	($LO^{\bullet}$)
Perhydroxylradikalen	($LOO^{\bullet}$)
Ozonmolekülen	(O_3)

Die SH-Gruppen schützen auch bei unterschiedlichen Strahlenschäden die DNA und RNA und damit die genetische Informationsgrundlage gegenüber Einstrang- und Doppelstrang-Brüchen sowie gegen oxidative und radikalische Basenveränderungen, Basenzerstörungen und Basenverluste.

Das oben erwähnte Metallothionein-Molekül besteht aus einer Polypeptidkette mit 61 Aminosäuren, davon sind 20 Aminosäuren L-Cysteine. Die molare Masse des Moleküls beträgt 6800 Dalton. Metallothioneine sind in der Entwicklung der Lebewesen "erzkonservative Proteine", die in allen Zellen aller Vielzeller seit ungefähr 500 Millionen Jahren vorhanden sind. Ihre physiologische Funktion besteht in der Bevorratung essentieller Spurenelemente oder in der Bindung toxischer Schwermetalle mit einer abnehmenden Bindungskapazität: Zn < Cd < Cu < Hg < Ag. In Hepatozyten liegen Metallothioneine in Konzentrationen von ungefähr 600 µg/g Leber vor. (21)

Aldehyde exogenen oder endogenen Ursprungs (vorwiegend bei der oxidativen Zerstörung mehrfach ungesättigter Fettsäuren, wie z. B. dem pathobiochemischen Phänomen der Lipidperoxidation) können ganz allgemein mit SH-Gruppen aller Proteine und Aminozucker sowie mit den Aminogruppen von Proteinen und den Aminogruppen von Purin- Pyrimidinbasen chemische Bindungen eingehen, Vernetzungen ("cross-links") bewirken und/oder Struktur und Funktion dieser Moleküle in Frage stellen. Von Lipiden und Phospholipiden sind besonders mehrfach ungesättigte Fettsäuren (PUFA) gegenüber radikalischen Angriffen verletzbar. (siehe Kapitel über Lipidperoxidation) (1-22)

Grundsätzlich können auch alle Kohlenhydrate (Mono-, Di-, Oligo- und Polysaccharide; Triosen, Tetrosen, Pentosen, Hexosen, Aminozucker u.a.) durch radikalische Reaktionen verändert oder zerstört werden.

Besonders gravierend sind oxidative Veränderungen und Schädigungen an Nukleosiden und Nukleotiden, also an DNA-/RNA-Strukturen und den damit verbundenen Veränderungen und Auslöschungen biologischer Informationen und genetischer Grundregulationen und Reparationen.

Hochempfindlich gegenüber oxidativen Streß ist die bei höher differenzierten Bauplänen lebender Systeme am häufigsten vorkommende Pyrimidinbase Thymin, die ein Methyl-Urazil darstellt. (Abb. 4)

Die Methylierung des Urazils, die zu Thymin führt, ist biosynthetisch von Vit. B12, Folsäure und von der essentiellen Aminosäure L-Methionin abhängig. Die de-novo-Biosynthese von Thymin und seiner Methylierung ist der geschwindigkeitsbestimmende Schritt für die DNA-Neusynthese beim Menschen und bei vielen Tieren. (Abb. 4) Das Thymin ist von seiner energetischen Verletzlichkeit her und aus Gründen der Biosynthesedynamik eine "Achillesferse" der DNA. (Abb. 4) (6-21)

Auch das am C5 methylierte Cytosin, ebenfalls eine Pyrimidinbase, die für Gen- und Mitogen-Regulationen mit verantwortlich ist, unterliegt ähnlichen Schädigungs- und Biosynthesekriterien wie das Thymin. (Abb. 4)

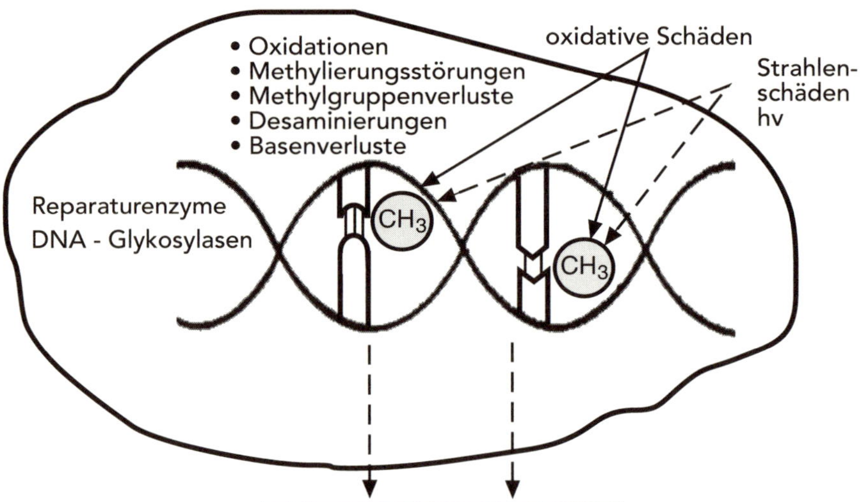

Totale oxidative Basenschäden um 10^4 pro Zelle und pro Mensch
Ratte: 10^5 pro Zelle und pro Tier
Jede Rattenzelle besitzt 10^6 oxidative DNA-Schäden = steady-state

Thymin - Glykol
Thymidin - Glykol
Hydroxymethylurazil
Hydroxymethyldesoxyuridin
8 - Hydroxydesoxyguanosin (oh^8 dG)
8 - Desoxyguanosin (oh^8 G)

Physiologische Exkretion ca. 100 nmol/dle = 10^3 oxidierte Thymine/die und pro jede ca. 10^{13} Körperzellen

Rattenleber-Zelle = 4.000 Moleküle oh^8 dG pro Zelle und pro Tag
oh^8 G pro Zelle und pro Tag

Rattennieren-Zelle = ca. 80 oh^8 dG

Abb. 4: Oxidative Basenschäden an der Zellkern-DNA unter beonderer Berücksichtigung der Verletzlichkeit der methylierten Pyrimidinbasen Cytosin und Thymin.

Da grundsätzlich viele dieser erwähnten Wechselwirkungen zwischen ASS und Radikalen einerseits sowie allen bioorganischen Molekülen andererseits ablaufen können, und auch ständig ablaufen, so sind alle lebenden Systeme, alle Gewebe und Organe, ihre Zellen und Biomoleküle in den verschiedenen Lebenszeiten und in unterschiedlichen Lebenssituationen einem obligaten oxidativen Grundstreß ausgesetzt. Dieser ist nicht nur in gesunden Lebensphasen nachweisbar, sondern ist vor allem bei pathologischen Prozessen, bei allen Erkrankungen Grundlage und Auswirkung, Ausgangspunkt und für u. U. permanente Progredienz in einem circulus vitiosus für viele, vielleicht für alle pathologischen Folgereaktionen und Komplikationen verantwortlich.

ASS, freie Radikale, oxidativer Streß sind die pathobiochemische Grundlage, sind Ursache und Begleitreaktionen möglicherweise aller, aber bestimmt fast aller Krankheiten, aller Leiden, aller degenerativer Prozesse und einer zeitlich früh in einer Individual-Lebensspanne einsetzenden Altersatrophie.

ASS, freie Radikale, oxidativer Streß stören und zerstören auf den unterschiedlichen Hierarchie-Ebenen lebender Systeme alle rückgekoppelten Regelkreismechanismen und führen zu zunehmender Fehlerakkumulation in den informationstragenden Grundstrukturen -DNA- und RNA-Molekülen- und schließlich zur Fehlerkatastrophe in allen wichtigen Molekülen, Enzymen, Zellen und Organen und damit zu einem relativ frühen Tode des Gesamtorganismus. (1-22)

III. Die einzelnen aktivierten Sauerstoffstufen:

IIIa. Das Superoxid-Anion-Radikal (Hyperoxid) $O_2^{\cdot -}$:

entsteht durch einen reduktiven 1-Elektronen-Übergang aus dem molekularen Sauerstoff O_2 und stellt die erste aktivierte Sauerstoffstufe dar, ein paramagnetisches Radikal. (Abb. 5) Der reduktive 1-Elektronen-Übergang ist energieabhängig; er benötigt $\Delta G° = -0{,}33V$.

Das Superoxid-Anion-Radikal ist Mesomerie-stabilisiert:

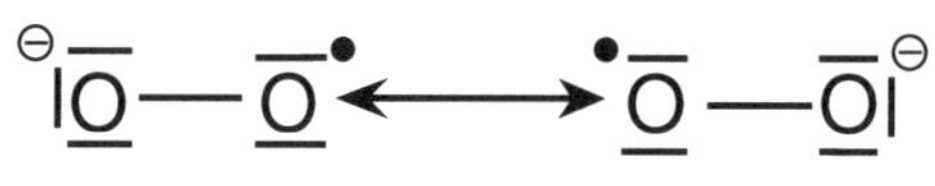

In der angeregten Stufe des Superoxid-Anion-Radikals umgeht der molekulare Sauerstoff das ihm in Triplettzustand auferlegte "Spinverbot". Die Lebensdauer des Super-Oxid-Anion-Radikals ist pH- und Lösungsmittel-abhängig. Sie beträgt im Wasser (bzw. im polaren Milieu) nur Millisekunden; in aprotischer, also in nicht-wässeriger Umgebung, Minuten bis Stunden. (2, 6)

In Abhängigkeit der physikalisch-chemischen Eigenschaften des Umgebungsmediums kann $O^{\bullet}_2$ sowohl Reduktions- als auch Oxidationsmittel sein. In aprotischen Medien liegt das 1-Elektronen-Reduktionspotential bei -0,57 V und im wässerigem Milieu bei 0,33 V, wie bereits zuvor erwähnt.

Superoxid-Anion-Radikale werden in allen Zellen oxidierender Systeme in unterschiedlicher Art gebildet. Enzymatisch durch verschiedene Oxidasereaktionen, bei denen Flavinenzyme beteiligt sind, wie z.B. Aldehydoxidasen, Xanthinoxidasen, NAD(P)H-Oxidasen sowie auch durch Mono- Dioxigenasen- katalysierte Reaktionen (Monooxigenasen) Lipoxygenasereaktionen (Dioxigenasen) mit Arachidonsäure.

Eine andere Quelle für Superoxid-Anion-Radikale sind spontane Oxidationen von Molekülen wie Hydrochinonen, reduzierten Flavinen, reduzierten Ferredoxinen, Katecholaminen und komplex gebundenen Übergangsmetallen wie Hämoglobinen. Bei allen diesen Reaktionen entstehen Superoxid-Anion-Radikale. Auch die Superoxid-Anion-Radikal-Bildung ist eine l-Elektronen-Reduktion von Ubisemichinonen in allen Mitochondrien, die zu einer physiologischerweise immerhin bereits 2-5%-igen Umwandlung molekularen Sauerstoffes führt und eng mit der Mitochondrien-Zellstrahlung bzw. Luminiszenz (Biophotonen-Emissionen) in Verbindung stehen.

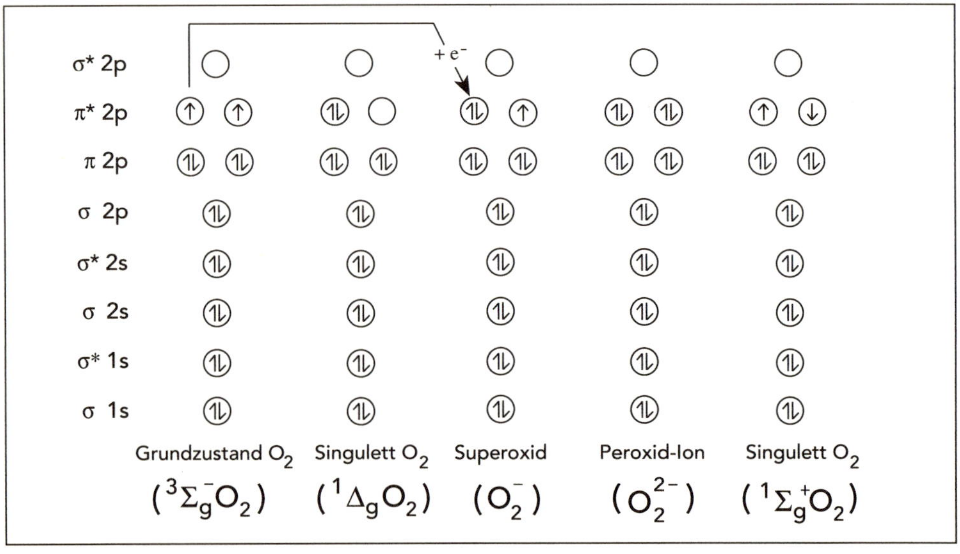

Abb. 5: Die aktivierten Sauerstoffstufen und ihre Orbitalbesetzungen durch Elektronen. Modifiziert nach B. Halliwell u. J.M.C. Gutteridge

Zellschädigend sind vor allem Oxidationsreaktionen des $O^{\bullet}_2$ mit Struktur- und Enzymproteinen, Reduktion der oxidierten Form des Zytochrom c sowie Oxidationen und Abbau von SH-Gruppen.

Die Reaktivitäten des Superoxid-Anion-Radikals sind durch folgende Eigenschaften bedingt: (2)

a.) Konzentration und Lebensdauer.
b.) Basizität.
c.) Nukleophilie.
d.) Charakter als freies Radikal
e.) $O^{\bullet}_2$ als l-Elektronen-Redukdans.
f .) $O^{\bullet}_2$ als l-Elektronen- Oxidans.

Eine gewisse Gefahr des Superoxid-Anion-Radikals ist vor allem auch in den möglichen Folgeprodukten:

Peroxide	(H_2O_2)	
Singulettsauerstoff	O_2 $(^1\Delta_G)$	und
Hydroxylradikale	$(HO^{\bullet})$	

zu sehen, wobei die Entstehung des äußerst reaktiven Hydroxylradikals durch die Reaktion des Superoxid-Anion-Radikals mit Wasserstoffperoxid (HABER-WEIß-Reaktion) für alle biologischen Strukturen am gefährlichsten ist.

Im sauren Milieu entsteht aus $O^{\bullet}_2$ die protonierte Form $^{\bullet}O_2H$, das sogenannte Perhydroxyl, eine schwache Säure, der auch eine Reaktivität als paramagnetischem Radikal zukommt.

Superoxid-Anion-Radikale können spontan -allerdings relativ langsam - dismutieren

$$\dot{O}_2 + \dot{O}_2 + 2\,H^+ \longrightarrow H_2O_2 + O_2$$

oder aber enzymatisch sehr viel schneller durch eine Gruppe von Enzymen die Superoxid-Dismutasen (SOD´s), die sich als Grundenzymausstattungen in allen Geweben finden.

$$\dot{O}_2 + \dot{O}_2 + 2\,H^+ \xrightarrow{\substack{\text{CuZn - SOD}\\ \text{Mn - SOD}\\ \text{Fe - SOD}}} H_2O_2 + O_2\,(^1\Delta_G)$$

Bei der spontanen Dismutation von Superoxid-Anion-Radikalen kann auch Singulettsauerstoff gebildet werden, gemäß folgender Reaktion:

$$\dot{O}_2 + \dot{O}_2 + 2\,H^+ \longrightarrow H_2O_2 + O_2\,(^1\Delta_G)$$

Spontane oder enzymatische Dismutationen führen immer zu dem zelltoxischen Wasserstoffperoxid, das wiederum enzymatisch durch Katalasen (KAT) oder Peroxidasen (Px) detoxifiziert werden muß. Die spontane Dismutationstrate von $O^{\bullet}_2$ beträgt bei einem physiologischem pH von 7,8 ungefähr 8 x 10^4 M^{-1} s^{-1}

Da diese Dismutation einem Reaktiontyp zweiter Ordnung folgt, ist seine anfängliche "Halbwertszeit" umgekehrt proportinal zu seiner Anfangskonzentration. Bei Abwesenheit jeglicher Radikalfänger wäre diese erste "Halblebenszeit" bei einer Anfangskonzentration von 10^4 Mol $O^{\bullet}_2$ ungefähr 0,05 Sekunden, bei einer Anfangskonzentration von jedoch 10^{-10} Mol $O^{\bullet}_2$ immerhin 14 Stunden. (2)

Bei einer Bildungsrate für $O^{\bullet}_2$ (in der Säugetierleber) von ca. 24 nmol $O^{\bullet}_2$ min^{-1} g^{-1} ergäbe sich eine endomitochondriale Steady-state-Konzentration von ungefähr 10^{-11} Mol $O^{\bullet}_2$. (2)

Im Gegensatz dazu ist die enzym-katalysierte Reaktion über SOD eine Reaktion "pseudo-erster" Ordnung; dadurch ist t/2 vom Superoxid-Anion-Radikal unabhängig, welches mit einer intrazellulären Konzentration von 10^{-5} Mol angenommen werden könnte. (2) Unter solchen Bedingungen wäre die enzym-katalysierte Reaktion bzw. Dismutation eine Millionen mal (=10^6) mal schneller als die Spontandismutation. (2)

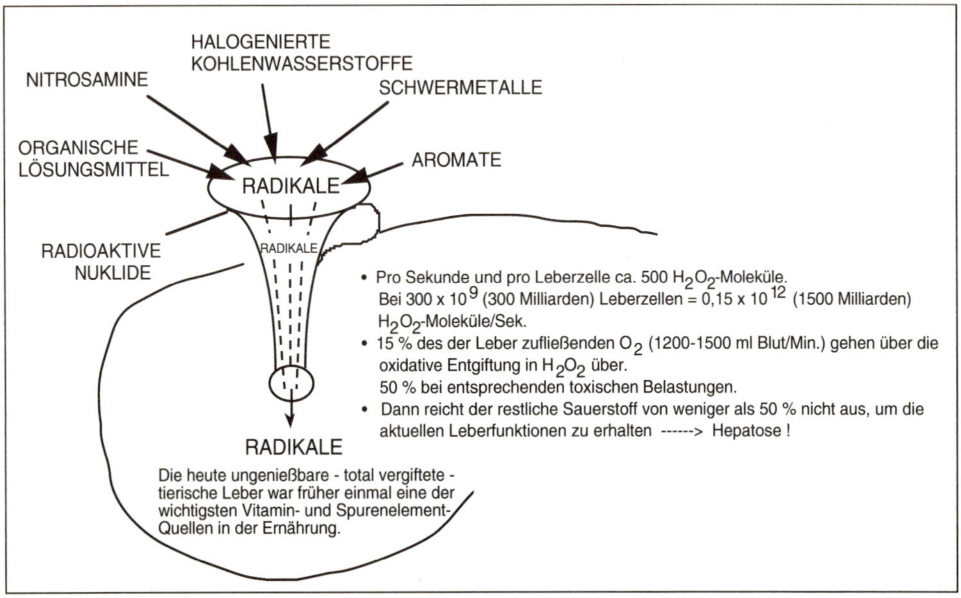

Abb. 6: Die Entgiftungsarbeit der menschlichen Leber hinsichtlich extrem vieler Xenobiotika, deren Entgiftung über das Zytochrom P-450-System zu einer Überflutung der Hepatozyten mit Wasserstoffperoxid (H_2O_2) führt.

Superoxid-Dismutasen sind Metallproteide, die entweder Kupfer und Zink (Cu-ZnSOD), Mangan (Mn-SOD) oder Eisen (Fe-SOD) enthalten. Cu-Zn-SOD finden sich in zytoplasmatischen Räumen, Mn-SOD in Mitochondrien und Fe-SOD vorwiegend in Pflanzen und Bakterien.

Bei manchen Erbkrankheiten ist die genetische Ausstattung an SOD's schlecht (Enzymopathien). Aber auch erworbene Krankheiten bei Altersatrophien und bei vorzeitigem Altern können erworbene SOD-Mangelzustände (Enzymopenien) auftreten. Es kommt über mangelhafte enzymatische Dismutationen von Superoxid-Anion-Radikalen zu schweren oxidativen Schäden in allen parenchymatösen Organen entweder durch das $O^{\bullet}_2$ selbst oder seine reaktiveren Folgeprodukte. Vorzeitiges Altern, Alterungsprozesse vermindern einerseits die aktuellen SOD-Bestände in den Zellen, die wiederum ihrerseits über radikalische Kettenreaktionen einem circulus vitiosus die Alterungsvorgänge beschleunigen.

Nur zum Teil können gravierende SOD-Enzymopathien und/oder SOD-Enzymopenien durch niedermolekulare nicht-enzymatische Antioxidantien ausgeglichen werden. (1-22)

IIIb. Das Wasserstoffperoxid H_2O_2

Das Wasserstoffperoxid, das über einen 2-Elektronen-Übergang (meist über Flavinenzyme) direkt oder über eine SOD-Katalyse bzw. Dismutation entsteht, ist von allen ASS intrazellulär am meisten vertreten. In der Leberzelle des Menschen werden pro Sekunde ca. 500 H_2O_2-Moleküle gebildet, das sind bei ungefähr 300 Milliarden Leberzellen 1500 Milliarden Wasserstoffperoxid-Moleküle pro Sekunde. (Abb. 6) Auch in Mitochondrien aller Zellen können bei oxidativen Streßzuständen relativ hohe Peroxid-Konzentrationen auftreten. In vitro kann man bei Reaktionen des H_2O_2 mit Aminosäuren, Proteinen und mit Zytochrom c (Fe^{2+}) eine ultraschwache Chemiluminiszenz nachweisen.

Besonders gefährlich ist neben der substanzeigenen Toxizität des H_2O_2 die immer und auf unterschiedlichen Wegen mögliche Bildung der sehr reaktiven Hydroxyl-Radikale. (Tab. 3)

Vier wichtige Wege der Entstehung der $HO^{\bullet}$ -Radikalen, die z. T. auch in Tab. 3 berücksichtigt sind, sind folgende und sollen noch einmal besonders herausgestellt werden:

1. Die **Haber-Weiß-Reaktion:** $H_2O_2 + \overset{\bullet}{O_2} \xrightarrow{\text{Fe oder Cu}} H\overset{\bullet}{O} + HO^- + O_2$

2. Die **Fenton-Reaktion:** $H_2O_2 + Fe^{2+} \longrightarrow Fe^{3+} + H\overset{\bullet}{O} + HO^-$

3. Die Gamma-Strahlen-induzierte **Radiolyse des Wassers:**

$$H_2O + h\nu \longrightarrow H^{\bullet} + HO^{\bullet} + e^{-}_{aqu.}$$

4. Die H_2O_2-Reduktion durch Semichinone:

$$QH^{\bullet} + H_2O_2 \longrightarrow Q + OH_2 + HO^{\bullet}$$

Der enzymatische Abbau von Wasserstoffperoxiden kann über Katalasen (KAT):

$$H_2O_2 + H_2O_2 \xrightarrow{\text{Katalase}} 2\,H_2O + O_2$$

oder auch über Peroxidasen, die dabei ein geeignetes Substrat (R) dehydrieren, erfolgen:

$$H_2O_2 + R\text{-}H_2 \xrightarrow{\text{Peroxidase}} 2\,H_2O + R$$

Auch viele Peroxidasereaktionen gehen mit Chemolumineszenz-Phänomenen einher und sind deshalb auch mit für Zellstrahlungen und Biophotonenemissionen verantwortlich. Bei Katalasen besteht noch eine Besonderheit, daß infolge der starken Wasserstoff-Peroxid-Affinität des H_2O_2 auch ohne Umsatz abgefangen wer-

$$H_2O_2 + e_{aqu.} \Longrightarrow \boxed{OH^{\bullet}} + OH^{-}$$

$$H_2O_2 + \boxed{O_2^{\bullet}} \Longrightarrow \boxed{OH^{\bullet}} + OH^{-} + O_2$$

$$H_2O_2 + M^{n-1} \Longrightarrow \boxed{OH^{\bullet}} + OH^{-} + M^{n}$$

$$H_2O_2 + [M - O_2]^{n-1} \Rightarrow \boxed{OH^{\bullet}} + OH^{-} + [M - O_2]^{n} \longrightarrow M^{n} + O_2$$

$$\boxed{O_2^{\bullet}} + M^{n} \;(\Uparrow\ [M - O_2]^{n-1})$$

$$H_2O_2 + e^{-} \xRightarrow[\text{Semichinon}]{Fe^{++}} \boxed{OH^{\bullet}} + OH^{-}$$

$$ROOH + \boxed{O_2^{\bullet}} \Longrightarrow \boxed{RO^{\bullet}}$$

Lipid-hydro-Peroxide (Alkoxy-Radikal)

Tab. 3: Die potentiellen Möglichkeiten des Wasserstoffperoxids (H_2O_2), die extrem reaktiven und zerstörerischen Hydroxyl-Radikale ($HO^{\bullet}$) zu erzeugen.

den kann oder wie ein Puffer gespeichert werden kann. (5) Selen-abhängige und Selen-freie Glutathionperoxidasen kommen im Zytosol und in den Mitochondrien vor, nicht aber in Mikrosomen.

Außer den oben erwähnten Enzymen sind in der menschlichen Leber zahlreiche Enzyme lokalisiert (im Zytosol, in Mitochondrien, in Mikrosomen und Peroxisomen der Hepatozyten), die zur Plasminogen-Aktivatorenbildung befähigt sind. (2) In Tab. 4 sind die wichtigsten dieser Enzyme zusammengefaßt. (1-22)

EC-Nummer	Enzym	Lokalisation
1.1.3.1	Glycolat-Oxidase	Peroxisom
1.1.3 α	L- α-Hydroxysäure-Oxidase	Peroxisom
1.1.3.8	L-Gulonolacton-Oxidase	
1.2.3.1	Aldehyd-Oxidase	
1.2.3.2	Xanthin-Oxidase	Cytosol
1.4.3.3	D-Aminosäure-Oxidase	Peroxisom
1.4.3.4	Monoamin-Oxidase	mitochondrielle Membran
1.4.3.5	Pyridoxamin-Oxidase	
1.4.3.6	Diamin-Oxidase	endoplasmatisches Reticulum
1.6.99.1	NADH-Cytochrom-c-Reduktase	endoplasmatisches Reticulum
1.6.99.3	NADH-Cytochrom-c-Reduktase	
1.7.3.3	Urat-Oxidase	Peroxisom "core"
1.15.1.1	Superoxid-Dismutase	Cytosol, mitochon drielle Matrix

Tab. 4: Leberenzyme, die H_2O_2 bilden, nach E.F. Elstner

III c. Das Hydroxyl-Radikal HO•:

Das in lebenden Systemen über eine 1-Elektronen-Reduktion aus H_2O_2 entstehende Hydroxyl-Radikal (HO•) ist die reaktivste und zerstörerichste aktivierte Sauerstoffstufe. Das Hydroxyl-Radikal ist mit dem Fluor isoelektronisch. Es greift alle biologischen Strukturen an. Aber gerade wegen seiner heftigen Reaktivität und seiner kurzen Existenzzeit (10^{10} M^{-1} s^{-1}) beträgt die Reichweite des Hydroxyl-Radikals nur 0,5-1,8 nm, d. h. es kann nur unmittelbar da zerstörerisch wirken, wo es entsteht. Da aber das H_2O_2 größere Strecken diffundieren kann, ist es immer eine potente Gefahr, Hydroxyl-Radikale zu erzeugen. (Tab. 3 u. 5)

Einen speziellen enzymatischen Schutzmechanismus gegenüber HO•-Radikalen gibt es nicht. Gute Scavenger für HO•-Radikale sind: Mannit, Harnsäure, Vitamin E, Äthanol und reduziertes Glutathion (G-SH) aber auch L-Cystein und Melatonin (23).

SH-Gruppen reagieren mit Hydroxyl-Radikalen zu weniger reaktiven Thiyl-Radikalen:

$$R\text{-}SH + HO^{\bullet} \longrightarrow RS^{\bullet} + H_2O$$

Oder es kommt auch bei einer Reparatur eines Kohlenstoff-Radikals durch ein SH-Gruppenmolekül zu:

$$R'^{\bullet} + R\text{-}SH \longrightarrow RS^{\bullet} + R'H$$

RS• kann z. B. mit molekularem Sauerstoff weiter reagieren zu:

$$RS^{\bullet} + O_2 \longrightarrow RSOO^{\bullet} \text{ (Thiol-Peroxyl-Radikal)}$$

oder

$$R'^{\bullet} + O_2 \longrightarrow R'OO^{\bullet}$$

Das Thiyl-Peroxyl-Radikal (RSOO•) absorbiert bei 550 nm im Bereich des sichtbaren Lichtes. Thiyl-Peroxyl-Radikale können z.B. mit L-Cystein, aber auch mit anderen SH-Compounds reagieren:

$$CysSOO^{\bullet} + CysSH \longrightarrow CysSO^{\bullet} + CysSOH$$

Das am Kohlenstoffatom zentral-anhängige Peroxyl-Radikal (R´OO•) kann durch Reaktionen mit weiteren SH-Molekülen zu Sulfinyl-Radikalen reagieren:

$$R'OO^{\bullet} + CysSH \longrightarrow R'OOH + CysS^{\bullet}$$

$$CysS^{\bullet} + O_2 \longrightarrow CysSOO^{\bullet}$$

$$CysSOO^{\bullet} + CysSH \longrightarrow CysSO^{\bullet} + CysSOH$$

Aus Gründen der heftigen Reaktivität des Hydroxyl-Radikals ist es am besten, wenn seine Entstehung aus $O^{\bullet}_2$ und H_2O_2 bereits auf dieser Ebene verhindert wird.

RADIKAL:	Existenzzeit in Nanosekunden:	Diffusionsstrecke in Nanometer:
$HO^{\bullet}$	0,3	0,5 - 1,8
$e^{\ominus}_{aqu.}$	3,7	9,2
$H^{\bullet}$	9,0	19
$O_2^{\bar{\bullet}}$	400 - 10^6	55 - 3000
Globuläre Proteine		Schichtdicke: 7,5 nm
Phospholipid-Doppelschicht		Schichtdicke: 5,0 nm
DNA-Helix (Einfachwendel)		Schichtdicke: 2,0 nm

Tab. 5: Existenzzeit und Reichweite einiger Radikalspezies im Vergleich zur Schichtdicke einiger biologischer Strukturen

Unter den vielfältigen Reaktionsmöglichkeiten mit bioorganischen Molekülen (Aminosäuren, Peptide, Proteine, Lipide, Phospholipide, ungesättigte Fettsäuren, Cholesterin, alle unterschiedlichen strukturierten Kohlenhydrate, Aminozucker u. a.) ist besonders gefährlich das Entstehen von Hydroxyl-Radikalen in unmittelbarer Nähe von informationstragenden DNA- und RNA-Molekülen, an denen es alle möglichen Störungen und Zerstörungen bewirken kann. Im einzelnen: Einstrangbrüche, Doppelstrangbrüche, Basenverluste, Basenmutationen u.a. (1-22)

III d. Der Singulettsauerstoff O_2 ($^1\Delta_g$), ($^1O_2$) oder $O_2^{\bullet}$:

Der Singulettsauerstoff besitzt in einem Π^*-Orbital zwei Spin-Gegen-Spin gepaarte Elektronen und ein zweites Elektronen-leeres Orbital. (3- u. 5) Er ist kein freies Radikal, deswegen ist er auch nicht para-, sondern diamagnetisch. Er stellt aber eine reaktive Sauerstoffstufe dar. Der Singulettsauerstoff kann auf mehreren Wegen, wie Tab. 6 zeigt, entstehen.

Außerhalb des menschlichen Organismus entsteht z.B. Singulettsauerstoff durch Absorption von UV-Licht einer Wellenlänge von 253,7 nm aus molekularem Sauerstoff, der bei dieser Wellenlänge ein Absorptionsmaximum besitzt. Deshalb ist auch in reiner Bergluftatmosphäre, die sehr sauerstoffreich und UV-trächtig ist, natürlicherweise viel Singulettsauerstoff enthalten. Ein wichtiger Grund für die oft extreme Reizung der Höhenluft bei Berg- und Skiurlauben. Ein Liter atmosphärische Bergluft enthält bei UV-Einstrahlung durch das Sonnenlicht etwa 10^7 bis 10^8 Moleküle Singulettsauerstoffs. (21)

Es gibt zwei energetisch unterschiedliche Singulettsauerstoff-Formen. Der energiereichere O_2 ($^1\Sigma_g$) ist um 155 kJ energiereicher als der molekulare Sauerstoff und ist mit weniger als 10^{-9} Sekunden so kurzlebig, das man ihn schlecht nachweisen kann. Wenn man von Singulettsauerstoff spricht, meint man in der Regel die energieärmere Form, O_2 ($^1\Delta_G$); er ist um 92 kJ/Mol energiereicher als O_2 und ist mit 10^{-4} Sekunden langlebiger . (21) (Abb. 3)

Bei Abgabe seiner Energie strahlt der energieärmere Singulettsauerstoff eine intensivere Rot-Emission ab, bei λ=633,4 nm und bei λ=703,2 nm. Durch diese Emissionen läßt sich der Singulettsauerstoff gut nachweisen.

Singulettsauerstoff entsteht auch im menschlichen und tierischen Organismus bei verschiedenen Stoffwechselvorgängen. So z.B. beim Abbau von Lipidhydroperoxiden durch Zytochrom-p-450-Enzyme; auch bei der Reduktion von Prostaglandinen G_2 zu Prostaglandinen H_2 durch die Hydroperoxidase-Aktivität der Prostaglandin-Synthetase und schließlich auch durch die Myeloperoxidase-Reaktion (MPO) in phagozytierenden Zellen mit anschließender Reaktion von hypochloriger Säure. Dabei entsteht Singulettsauerstoff gemäß:

$$H_2O_2 + Cl^- \xrightarrow{\text{Myeloperoxidase}} H_2O + OCl^-$$

$$OCl^- + H_2O_2 \quad H_2O + O_2\,(^1\Delta_G) + Cl^-$$

Weitere Möglichkeiten einer endogenen Singulettsauerstoff-Entstehung sind, wie

Entstehungsmöglichkeiten von Singulettsauerstoff im Stoffwechsel des Menschen:

$$O_2^{\bullet -} + O_2^{\bullet -} = O_2(^1\Delta_g) \text{ Singulettsauerstoff}$$

$$O_2 + {}^3\text{Sensitizer} = O_2(^1\Delta_g) + \text{Sensitizer}$$

$$H_2O_2 + OCl^- = O_2(^1\Delta_g) + H_2O + Cl^\bullet$$

$$H_2O_2 + O_2^{\bullet -} = O_2(^1\Delta_g) + OH^- + OH^\bullet$$

$$O_2^{\bullet -} + OH^\bullet = O_2(^1\Delta_g) + OH^-$$

$$O_2^{\bullet -} + O_2^{\bullet -} + 2\,H^+ = O_2(^1\Delta_g) + H_2O_2$$

$$H_2O_2 + HO_2^\bullet = O_2(^1\Delta_g) + H_2O + OH^-$$

$$\text{Ozonide} + \text{Produkte} = O_2(^1\Delta_g)$$

$$\text{Endoperoxide} + \text{Produkte} = O_2(^1\Delta_g)$$

$$\text{Enzymkatalysen} = O_2(^1\Delta_g)$$

$$R\text{-}COO^\bullet + R\text{-}COO^\bullet = O_2(^1\Delta_g) + R\text{-}C{=}O + R\text{-}C\text{-}OH$$

Tab. 6: Verschiedene Möglichkeiten, wie Singulettsauerstoff im menschlichen Stoffwechsel entstehen kann, ohne durch UV-Anregung bei 253,7 nm

auch Tab. 6 zeigt, die spontane Dissertation des Hyperoxids, die Reaktion von Hyperoxid mit dem Hydroxyl-Radikal sowie die Zersetzung von aromatischen Endoperoxiden.

Singulettsauerstoff entsteht auch durch Reaktionen von Ozon (O_3) mit Biomolekülen bei pH 7, wie Tab. 7 zeigt. Obwohl der Singulettsauerstoff kein freies Radikal darstellt, besitzt er jedoch als aktivierte Sauerstoffstufe eine relativ hohe Reaktivität, wodurch besonders Doppelbindungssysteme im Organismus angegriffen werden. Oxidationen von ungesättigten Fettsäuren (PUFA's) in Membranen und Lipoproteinen, Nukleinsäuren - bevorzugt am Guanin - und auch Aminosäuren (L-Methionin, L-Cystein, L-Histidin, L-Tryptophan, L-Tyrosin) sowie auch die

Oxidation von Sterolen erfolgen durch Einwirkung von Singulettsauerstoff (1-21)

Ein guter Scavenger für Singulettsauerstoff ist ß-Carotin. 1 Mol ß-Carotin inaktiviert bis zu 1000 Mole Singulettsauerstoff. (21)

• $O_3 \xrightarrow[7,0]{pH}$	Mol O_2 ($^1\Delta_g$) pro Mol Ozon	
	L-Cystein	0,49 ± 0,02
	L-Methionin	1,13 ± 0,11
	G-SH	0,33 ± 0,02
	Albumin	1,00 ± 0,05
	Harnsäure	0,64 ± 0,09
	Ascorbinsäure	0,96 ± 0,007
	NADPH	1,07 ± 0,07
	NADH	0,95 ± 0,01

• O_2 ($^1\Delta_g$) reagiert bevorzugt mit:
PUFAS
Aminosäuren (Cys-Try-Met-Try-His)
NADPH und NADH
α-Tocopherol, Harnsäure, Ascorbinsäure
Vit. A und β-Carotin
G-SH

Tab. 7: Ozon reagiert mit den oben in der Tabelle angegebenen bioorganischen Molekülen unter Bildung von Singulettsauerstoff bei pH 7,0. Unten in der Tabelle sind die Moleküle angegeben, die bevorzugt mit Singulettsauerstoff reagieren.

III e. Das Ozon (O_3):

Die dreiatomige allotrope Form des molekularen Sauerstoffs ist das Ozon (O_3), ein instabiles diamagnetisches Gas von charakteristischem, stechenden Geruch, welcher noch in Konzentrationen von 0,01 ppm wahrgenommen wird und bereits ab 0,1 ppm bei Dauerinhalationen über 10 Minuten hinaus toxisch auf die histologischen Strukturen der menschlichen Atemwege wirkt.

Das Ozonmolekül ist wie seine vergleichbaren isoelektronischen Spezies - ONCl und ONO - gewinkelt und besitzt einen Bindungswinkel von 116,8 ± 0,5° bei einem Atomabstand von 127,8 pm ± 0,3 zwischen dem zentralen O-Atom und den beiden terminalen O-Atomen, sowie einer Distanz von 218 pm zwischen den beiden terminalen O-Atomen. (4)

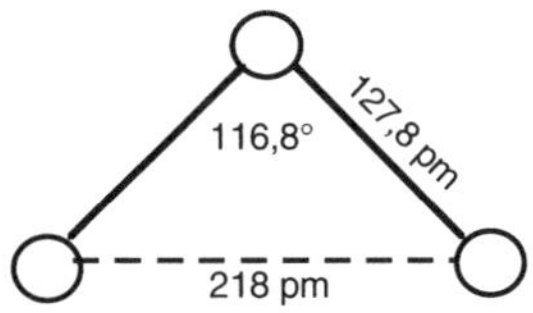

Die Molekülbindung kann nach Art von Resonanzhybriden dargestellt werden: (4)

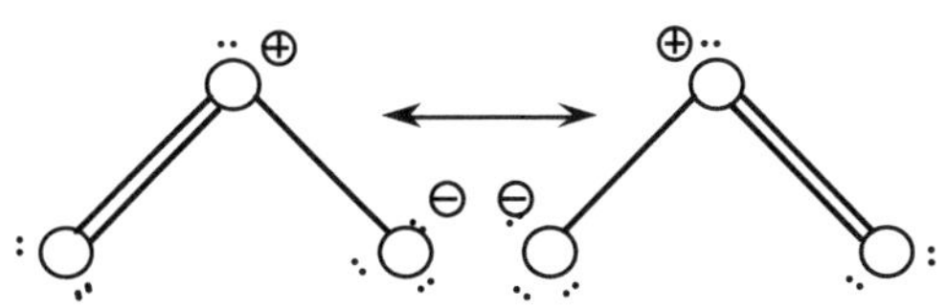

Ozon besitzt eine starke Absorption im UV-Bereich zwischen 220 nm und 290 nm mit einem λ_{max} bei 255,3 nm dicht neben dem Absorptionsmaximum des molekularen Sauerstoffes λ_{max} bei 253,7 nm. (21) Durch das UV-Absorptionsverhalten des Ozons werden auf der Oberfläche unseres Planeten alle lebenden Systeme vor extrem schädlichen kurzwelligen UV-Strahlung der Sonne (Katarakte, maligne Melanome) geschützt.
Die Absorption des O_2 bei 253,7 nm führt zu dem niedrig energetischen, aber sehr reaktiven Singulettsauerstoff (O_2 ($^{I}\Delta_G$)), dessen Energie 92 kJ/Mol oberhalb des molekularen Sauerstoffes liegt. (4)

Ozon besitzt eine starke Oxidationswirkung und eine Tendenz, unter O_2-Bildung ein Atom abzuspalten. Die Standardreduktionspotentiale betragen: (4)

A.) In saurer Lösung. $O_3 + 2H^+ + 2e^- \rightleftharpoons O_2 + H_2O$ ($E° = +2{,}076$ V)

B.) In alkalischer Lösung. $O_3 + H_2O + 2e^- \rightleftharpoons O_2 + 2HO^-$ ($E° = +1{,}24$ V)

Das relativ hohe Potential des Ozons in saurer Lösung wird nur noch von Fluor, der isoelektronisch mit dem Hydroxyl-Radikal ist, von Persenit, von atomarem Sauerstoff, von dem Hydroxyl-Radikal und einigen weiteren anderen starken Oxidationsmitteln übertroffen.

Ozon läßt sich auf mehreren Wegen erzeugen.

I. Durch stille elektrische Entladung, indem man einen O_2-Fluß bei ca. 1 bar und 25° C durch konzentrische, metallbeschichtete Röhren leitet, an denen eine niederfrequente Spannung (50 - 500 Hz, 10 -20 kV) anliegt.
2. Durch UV-Bestrahlung (Quecksilberdampflampen, Sonnenlicht) des molekularen Sauerstoffs, eine Reaktion zur Desinfektion von Lebensmitteln und medizinischen mit niedriger Ausbeute, die jedoch beim photochemischen Smog im Rahmen großer Straßenverkehrsdichten und Stauungen vorkommt.
3. Bei der Elektrolyse mit wässeriger H_2SO_4 oder $HClO_4$ bei starken Anodenstromdichten entstehen geringe O_3-Konzentrationen mehr O_2 mit $H_2S_2O_8$
4. Durch die Einwirkung von elementarem F_2 auf H_20.
5. Durch thermischen Zerfall von Perjodsäure bei 130° C. (4)

Aus folgenden Umsetzungen ist die große Reaktionsfähigkeit des O_3 ersichtlich: (4)

$$CN^- + O_3 \longrightarrow OCN^- + O_2$$
$$2NO_2 + O_3 \longrightarrow N_2O_5 + O_2$$
$$PbS + 4\,O_3 \longrightarrow PbSO_4 + 4\,O_2$$
$$3\,J^- + O_3 + 2\,H^+ \longrightarrow J^-_3 + O_2 + HO_2$$
$$2\,CO^{2+} + O_3 + 2\,H^+ \longrightarrow 2\,CO^{3+} + O_2 + HO_2$$

Die Addition des O_3 an Alkene führt zu Ozoniden, die über Zn/H_2O oder I-/heOH u.a. unter Bildung von Aldehyden und Ketonen gespalten werden können. (4)

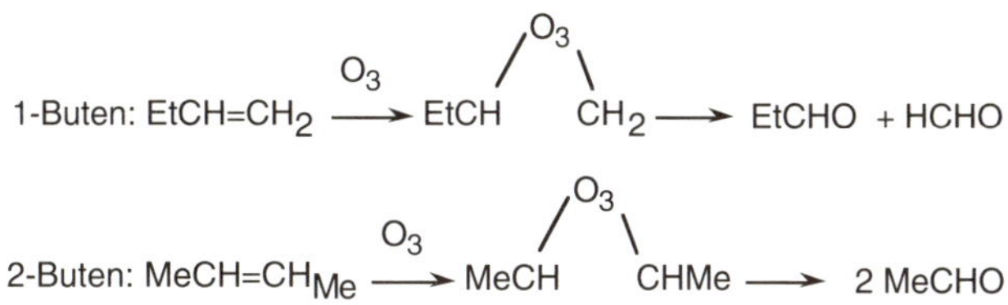

gemäß einer möglichen Interpretation:

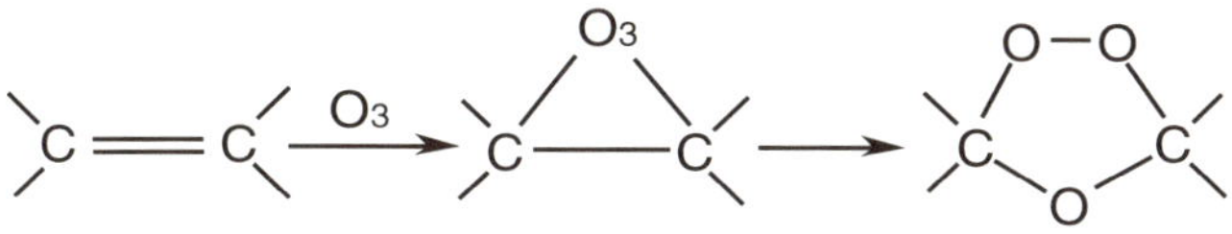

Heute gibt man mehr der CRIEGE´schen Vorstellung eines elektrophilen O_3-Angriffs auf eine polarisierte Doppelbindung den Vorrang:

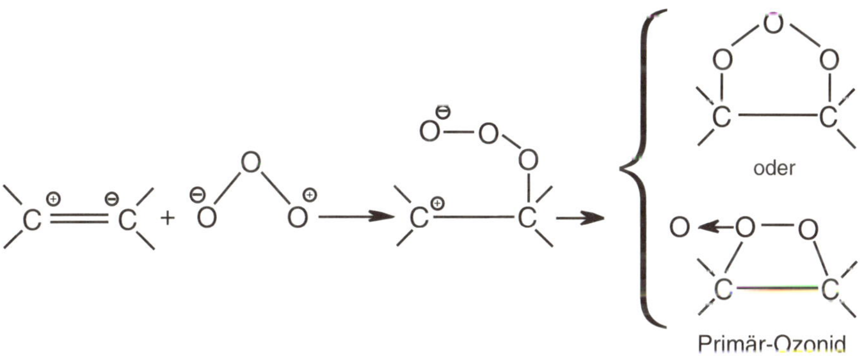

III f. Der atomare Sauerstoff:

Der atomare Sauerstoff besitzt die Elektronenkonfiguration: $1s^2\,2s^3\,2p^4$. Er stellt eine extrem reaktionsfähige, schwer nachweisbare aktive Sauerstoffstufe dar. Die drei angeregten Zustände sind metastabil. (Tab. 8) (3)
Atomarer Sauerstoff kann erzeugt werden mit Argon und verdünntem, gasförmigem O_2 durch Bestrahlen mit Mikrowellen oder durch Einwirkung einer elektrischen Entladung. Dabei enthält man O-Atome im 3p-Grundzustand (mit zwei ungepaarten Elektronen). Auch die quecksilbersensibilierte Photolyse von N_2O oder die Photolyse von O_2 oder NO_2 läßt atomaren Sauerstoff im Grundzustand entstehen. Die Photolyse von N_2O in Abwesenheit von Hg führt zu O-Atomen im spinpaarigen

Elekronenzustand:	Designation:	Elektronen-Energie: kcal/Mol	Existenzzeit: Sek.
$2s^2 2p^4$	^3P	0,00	-
$2s^2 2p^4$	^1D	45,38	150
$2s^2 2p^4$	^1S	96,65	0,71

Tab. 8: Die drei angeregten Zustände des atomaren Sauerstoffs, nach N.N. Greenwood u. E. Earnshaw

angeregten 1D-Zustand, die man ebenfalls auch bei der Photolyse von O_3 oder CO_2 erhalten kann. (3)

O(3P) bewirkt an Alkanen und Äthern Wasserstoffabstraktionen, C-C-Bindungsbrüche und führt zu einer Fülle von Reaktionen mit Olefinen. Reaktionen mit Zyklooktenen, Acetylenen, und Methylacetylenen sind bekannt.
Die radikalischen Eigenschaften des Methylen-Triplett (CH_2) entsprechen der Reaktivität des O (3P).

Mit Hilfe der extrem schnellen Reaktion der O-Atome mit NO_2 kann man Konzentrationsbestimmungen in einem Strömungssystem durchführen gemäß: (3)

$$O + NO_2 \longrightarrow O_2 + NO$$

Dabei reagiert NO mit den überschüssigen O-Atomen relativ langsam unter Rückbildung von NO_2 und Emission gelbgrüner Photonen. (3)

$$NO + O \longrightarrow N_2O^{\bullet} \longrightarrow N_2O + h\nu$$

IV. Epikrise:

Das Phänomen aller möglichen Strukturzerstörungen durch unterschiedlich reaktive Sauerstoffspezies auf der Basis eines doppelmagischen Nuklids (des Elementes Sauerstoff) - quantitativ und qualitativ in den Kompartimenten aller lebenden Systeme - ist von extremer ambivalenter bzw. dialektischer Bedeutung für alle Lebensvorgänge und Lebensuntergänge ("to be or not to be“....) in der aeroben Durchgangsphase aller lebenden Systeme auf diesem Planeten.

B

Scavenger - Radikalfänger - Antioxidantien

Prävention und Reparatur in lebenden Systemen

I. Einleitung

Radikalische Reaktionen und radikalische Kettenreaktionen laufen aus unterschiedlichen Gründen energetischer Anregung bioorganischer Moleküle und die dadurch initiierten homolytischen Bindungsbrüche, die zur Entstehung von Radikalen führen, in allen Kompartimenten lebender Systeme ab. Den wenigsten solcher radikalischen Reaktionen kann man einen physiologischen Sinn beimessen.

Die meisten solcher radikalischen Reaktionsprozesse sind geeignet, das jeweilige hoch differenzierte biologische Ordnungsgefüge - bioorganische Moleküle, wechselwirkende Molekülgruppen, Zellorganellen sowie biologische Regelkreisfunktionen und Rezeptoreigenschaften - empfindlich zu stören und zu zerstören.

Auf molekularer Ebene sind alle vier Gruppen von Biomolekülen:
<u>PROTEINE:</u> (Aminosäuren, Peptide, Oligo- und Polypeptide);
<u>LIPIDE:</u> (Triacylglycerine, Phospholipide, Estercholesterin, Cholesterol und besonders ungesättigte Fettsäuren);
<u>NUKLEINSÄUREN</u>: (DNA, RNA, Nukleoside, Nukleotide, einzelne Purin- oder Pyrimidin- basen); - und -
<u>KOHLENHYDRATE</u>: (Mono-, Di-, Oligo- und Polysaccharide, zusammengesetzte Kohlenhydrate)
betroffen.
Da unsere Erdgeschichte von einer reduzierenden Uratmosphäre ohne Sauerstoff den Weg zu einem oxidierenden Milieu mit einer definierten Sauerstoffmenge in der Erdhülle gegangen ist, und die meisten lebenden Systeme aus Gründen einer besseren Energiebilanz den Weg der „BIOLOGISCHEN OXIDATION", der oxidativen Aufspaltung der Nährstoffe, gegangen sind, spielen die aktivierten Sauerstoffstufen (ASS):

Superoxid-Anion-Radikal	($O^{\bullet}_2$)
Perhydroxyl-Radikal	($^{\bullet}OH_2$)
Wasserstoff-Peroxid	(H_2O_2)
Hydroxyl-Radikal	($HO^{\bullet}$)
Singulettsauerstoff	O_2 ($^1\Delta_g$)
Ozon	O_3

teils als Radikale, teils als Nicht-Radikale, aber sehr reaktive Derivate des O_2 und teils als Radikalerzeuger bei solchen oxidativen oder radikalischen Prozessen zur Zerstörung bioorganischer Moleküle und der von ihnen abhängigen Funktionen eine besonders wichtige pathobiochemische Rolle.

Auch bei dem Phänomen der Lipidperoxidation, einer radikalischen Kettenreaktion, die mehr oder weniger gehäuft im Lipidmilieu aller biologischen Membranen abläuft, kommt es zur Bildung von Radikalen,wie z.B.:

Lipidradikalen	(L•)
Alkoxylradikalen	(LO•)
Perhydroxylradikalen	(LOO•)

Auch die SH-Gruppe bioorganischer und synthetischer SH-Gruppenmoleküle kann radikalischen „Charakter" annehmen:

Thiyl-Radikal	(R - S•)
Sulfinyl-Radikal	(R- SO•)
Thiyl-Peroxyl-Radikal	(R - SOO•)

Nicht umsonst spricht man bei einem „Überhandnehmen" solcher durch aktivierte Sauerstoffstufen (ASS) oder anderer Radikale hervorgerufenen Störungen und Zerstörungen vom: „OXIDATIVEN STRESS" .(1, 3-6, 9-26)

Ganz läßt sich dieser nicht ausschalten. Er begleitet alle Lebens- und Stoffwechselvorgänge, die ja der Energiebereitstellung und/oder bestimmten Energieübertragungen dienen. Immer sollte man daran denken, daß der menschliche Organismus aus denselben bioorganischen Strukturen besteht, die er zur Erhaltung dieser Strukturen, zur Erhaltung seiner Lebensfähigkeit, also aus Energiegründen in seinen Zellen auch oxidiert. Der oxidativ arbeitende Organismus muß auch immer seine eigenen Strukturen vor oxidativer Zerstörung schützen ! (9-26)

Von Anfang ihrer stammesgeschichtlichen Entwicklung an mußten sich oxidierende lebende Systeme vor den - auch - zerstörerischen Eigenschaften dieses katabolen Phänomens der Oxidation, des Elektronenentzugs durch elektrophile Moleküle schützen und taten dies, indem sie u.a. antioxidative Schutzenzyme entwickelten, die einem oxidativen Streß wirksam entgegen arbeiten konnten.

Ganz allerdings läßt sich dieses „zerstörerische Phänomen" nicht ausschalten; es begleitet dialektisch als obligate Schädlichkeit den Nutzen, den oxidierende Systeme aus dieser Form der Energiegewinnung ziehen. (9- 26)

Durch Beachtung bestimmter Lebens- und Ernährungsregeln, vor allem auch durch Bewahrung und Erhaltung sowie u.U. durch Substitution bestimmter antioxidativer Prinzipien und/oder durch Gabe von Antioxidantien (Scavenger, Radikalfänger) lassen sich oxidative Schäden minimieren - für ein gesundes Leben und für eine bis in physiologische Altersbereiche zu erhaltenden Vitalität. (10-26)

II. Was sind Antioxidantien - Scavenger - Radikalfänger ?

Antioxidantien, Scavenger, Radikalfänger - Begriffe, die in ihrem Sinngehalt Synonyme darstellen, sind unterschiedlich strukturierte Stoffe, die radikalische Reaktionen verhindern, „bremsen“ oder beenden. Sie können u.U. auch Kettenreaktionen verhindern oder schneller zu Beendigung bringen. Nach BORS (1) lassen sich Antioxidantien (Scavenger, Radikalfänger) in sechs verschiedene Reaktionstypen einteilen (Tab. 1).

Ganz allgemein sollte ein Scavenger am richtigen Ort, zur richtigen Zeit, in ausreichender Menge zur Verfügung stehen und sollte von schneller Reaktionsgeschwindigkeit sein.

Weil es aus oft ganz unterschiedlichen Gründen im „Hazardspiel zwischen Zufall und Notwendigkeit“ in unterschiedlichen Kompartimenten und Molekülgruppen, „plötzlich wie aus heiterem Himmel“ zu Radikalreaktionen kommen kann, sollten in dem topochemischen Umfeld der plötzlichen, nicht vorherzusehenden radikalischen Reaktionen Scavenger direkt zur Verfügung stehen, um direkt reagieren zu können. Scavenger sollten also im unmittelbaren, kleinsten, nächsten Raumbereich (0,5 - 2,0 nm) mit einem Radikal reagieren können, ehe es durch die radikalischen Reaktionen zu Schädigungen wichtiger biologischer Moleküle und Strukturen kommt. Antioxidativer Schutz ist also zunächst ein Orts- bzw. Raum-

Generell lassen sich die für die antioxidativen Wirkungen charakteristischen Mechanismen unabhängig von ihrer chemischen Struktur in 6 Reaktionstypen unterscheiden:

1.) Abfangen ("Scavengen") von Radikalen unter Bildung neuer Radikale.

2.) Reaktionen von Radikalen miteinander (Terminierungen) unter Bildung stabiler Endprodukte.

3.) Oxidation oder Reduktion von Radikalen via Elektronentransfer zu stabilen Endprodukten.

4.) Komplexierung bzw. Chelatierung von Metallionen, um die radikalische "Zersetzung" von Hydroperoxiden zu verhindern.

5.) Nichtradikalische (enzymatische) Reduktion von Hydroperoxiden direkt zu Alkoholen.

6.) Induktion und Erhöhung der Aktivität detoxifizierender Enzyme.

Bei allen diesen Reaktionen ist die jeweilige Hydrophylie oder Lipophylie der Antioxidantien von zusätzlichem Einfluß auf deren Reaktivität.

Tab.1: Die verschiedenen "Scavenge" - Mechanismen. (1, 5)

problem. Aus diesem Grunde sind auch Kompartimente, in denen gehäuft radikalische Reaktionen ablaufen, durch entsprechend große Konzentrationen mit antioxidativen Enzymen geschützt.

Schutz vor Radikalen durch Scavenger ist aber auch eine „Zeitfrage“. Zum einen können extrem schnelle (hochreaktive) Radikale, wie z.B. das Hydroxyl-Radikal nur in ihrem unmittelbaren Umfeld reagieren (Tab. 2), während Radikale mit längeren Halbwertszeiten, Radikal -Vorstufen, die leicht zu Radikalen umgewandelt werden (z.B. Peroxide), oder auch andere zelltoxische Substanzen, wie die bei der Lipidperoxidation entstehenden Aldehyde, bis sie „schließlich“ reagieren - per diffusionem - eine längere, intrazelluläre Wegstrecke zurücklegen und bis sie fern von dem Ort ihres Entstehens reagieren. (1, 3-6, 9-26)

Reaktivität und Selektivität sind invers zueinander. So können sehr reaktive Radikale, wie z.B. das Hydroxyl-Radikal, welches mit Fluor (F) isoelektronisch ist und deshalb genau so reaktiv, nur in dem unmittelbaren molekularen Umfeld, in dem sie entstehen, auch reagieren. (1, 9, 25)

	flüssige Phase - Raumtemp. - $k(R^{\bullet}+S)M^{-1}s^{-1}$				
	$H\text{-}ROO^{\bullet}$ Alkylperoxyl-Radikal	$^{\bullet}O_2H$ Hydoperoxyl-Anion-	$O^{\bullet}_2$ Superoxid-Radikal	$H\text{-}RO^{\bullet}$ Alkyl-Radikal	$OH^{\bullet}$ Hydroxyl-Radikal
Stearinsäure	10^{-3} bis 10^{-4}	langsam	langsam	$2,3 \times 10^6$	10^9
Ölsäure	0,1 bis 1,0	langsam	langsam	$3,3 \times 10^6$	10^{10}
Linolsäure	60	$1,2 \times 10^3$	langsam	$8,8 \times 10^6$	10^{10}
Linolensäure	120	$1,7 \times 10^3$	langsam	$1,3 \times 10^7$	10^{10}
Aldehyde	$2,7 \times 10^3$	50	-	-	10^9
R-SH	$\ll 10^6$	$1,8 \times 10^6$	$\ll 15$	-	10^{10}
BHT (Butylhydroxytoluol)	104	$2,6 \times 10^3$	-	4×10^7	10^{10}
BHA (Butylhydroxyanisol)	$2,6 \times 10^6$	-	-	-	10^{10}
QH_2 (Ubichinon)	$1,2 \times 10^5$	10^4 bis 10^5	-	-	10^{10}
Alpha-Tokopherol	$5,7 \times 10^6$	$2,0 \times 10^5$	-	-	10^{10}
Askorbinsäure (AH_2)	-	$1,6 \times 10^4$	-	-	10^{10}
Askorbat ($AH^{\bullet}$)	$2,2 \times 10^6$	-	$5,0 \times 10^4$	-	10^{10}
Thymin	-	-	-	-	7×10^9
Guanin	-	-	-	-	9×10^9

Tab. 2: Geschwindigkeitskonstanten von ASS mit unterschiedlichen Substraten unter definierten Bedingungen (4, 5, 9)

Die Effektivität von antioxidativen Enzymen garantieren zwei grundsätzliche Voraussetzungen:

1.) Diese Enzyme bzw. Isoenzyme müssen genetisch qualitativ gut repräsentiert sein, d.h. ihre genetisch begründete Aminosäuresequenz, ihre dreidimensionale Raumerfüllung, ihre SH-Gruppen, ihre Disulfidbrücken und alle „Schwachen Wechselwirkungen", d.h. letztlich ihre Michaeliskonstante (Substratumsatz pro Zeiteinheit) müssen optimal sein. Es gibt einige Erbkrankheiten (Xeroderma pigmentosum; Ataxia teleangiektasia; FANCONI´s Anämie; COCKAYNE´s Syndrom; BLOOM´s Syndrom u.a.) auch bei einigen Trisomien, so z.B. bei der Trisomie 21 (Long-Down-Syndrom), bei denen die Genorte für Reparaturenzyme und/oder für antioxidative Enzyme primär Schäden aufweisen, und die Träger solcher genetischer Störungen vorzeitig altern, vorzeitig degenerative Leiden entwickeln und vorzeitig sterben, weil sie dem obligat anstehenden oxidativen Streß über qualitativ gute Enzymbiosynthesen nicht gewachsen sind. (24- 26)

2.) Es sollte eine präzise sowie optimal einregulierte und rückgekoppelte, quantitativ ausreichende, informations-gesteuerte Biosynthese antioxidativer Enzyme dafür sorgen, daß zu jedem Zeitpunkt in jedem Kompartiment die physiologisch ausreichende Menge an antioxidativen Enzymen vorliegt. Solche mehr Umwelt-bedingten, erworbenen Pathomechanismen können ähnlich wie auch bei den genetischen Schäden dann, nachdem sie aquiriert worden sind, schwere pathologische Konsequenzen nach sich ziehen (z.B. das Krankheitsbild der Porphyria cutanea tarda als Folge einer Blei-Intoxikation mit konsekutiver photochemischer Toxikose der Haut bei Lichtexposition).

Im Falle genetisch bedingter Enzymstörungen, wie unter 1.) spricht man von Enzymopathien und/oder von Enzymblocks.
Im Falle 2.) von dem erworbenen Phänomen der Enzymopenien.

Interessant ist in diesem Zusammenhang, daß in verschiedenen Spezies die Genorte für antioxidative Enzyme nicht nur in der Nähe von Genorten für Differenzierungsgene liegen, sondern auch durch diese topochemische „Nachbarschaft" in den genregulatorischen Einflußbereich von Promotor-, Enhancer- und/oder Silencer-Genen kommen können, so daß multivalente Induktoren der Genexpression für antioxidative Enzyme einen Einfluß auf die Differenzierung eines lebenden Systems nehmen können und umgekehrt. Beim Mais liegen fünf Genorte für SOD-Isoenzyme in unmittelbarer Nähe von ebenfalls fünf Differenzierungsgenen sowie vier CAT-Isoenzyme auch eng bei vier weiteren Differenzierungsgenen. (25)

Beim Menschen liegen auf dem Chromosom 11 Genorte für CAT in unmittelbarer Nähe defekter Gene für Aniridia, geistige Retardierung und urogentialen Mißbildungen (z.B. Wilms-Tumore der Niere). Möglicherweise stehen die Genexpressionen für CAT und die Differenzierung vieler Zellen in einem unmittelbaren, regulativen Zusammenhang. (24, 25)

Auch beim Chromosom 6 liegen auf dem langen Arm neben dem Genort für Mn-SOD das c-myc-Onkogen und die Genorte, die Defekte aufzeigen bei Non-Hodgkin-Lymphomen (6 q21 - 6 q 25), Ovarialkarzinomen (6 q 21- q 14), Burkitt-Lymphomen und mediastinalen Keratokarzinomen. Möglicherweise bestehen auch in diesen genetischen Bereichen gegenseitige Beeinflussungen. (24, 25)

Ebenfalls interessant ist in diesem Zusammenhang, daß „OXIDATIVER STRESS" Zellstreß in adaptablem Umfang neben Genorten für antioxidative Enzyme auch solche für Chaperonin-Translationsprodukte induziert.

Gene sprechen auf unterschiedliche Induktoren der Genregulation an, so z.B. das c-tos-Mitogen, das für ein Kernprotein codiert, welches sowohl auf Schwermetalle als auch auf UV-Licht als Induktor anspricht. (Abb. 1)

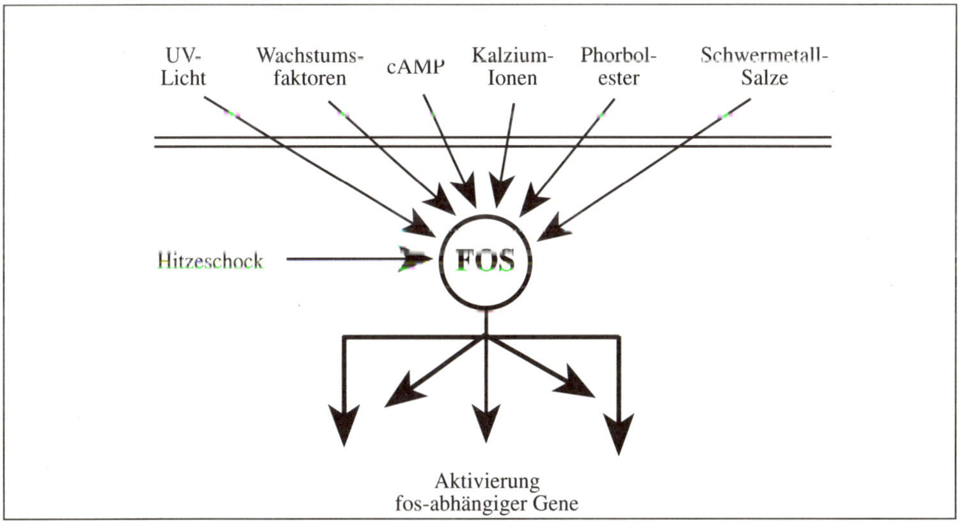

Abb. 1: Strukturchemisch unterschiedliche Substanzen und Stressoren, die das Mitogen c-fos aktivieren können (n. Knippers et al.(25))

III. Einteilung der Antioxidantien - Scavenger - Radikalfänger

Antioxidantien lassen sich nach vielen Gesichtspunkten einteilen. Nach ihrer Herkunft, nach ihrer Molekularstruktur, nach ihrem Vorkommen in biologischen Kompartimenten und ob sie als nicht-enzymatische oder enzymatische Scavenger fungieren. (1, 5)

Vier Kriterien sollten alle Moleküle besitzen, die als Scavenger gelten, und möglicherweise als Präventiva oder Therapeutika eingesetzt werden: (1, 4, 5, 25)

1.) Sie sollten schneller mit Radikalen reagieren als andere biologisch wichtige Moleküle (Tab. 2) im Umfeld von radikalischen Reaktionen.

2.) Sie sollten möglichst viel radikalische Energie in „unschädliche" Wärme umwandeln, um so mögliche Radikalketten-Reaktionen zu verlangsamen und schließlich zu terminieren.

3.) Sie sollten in den wirksamen Dosierungen als Scavenger für den menschlichen Organismus unschädlich, abbaubar und gut ausscheidbar sein bei einer großen therapeutischen Breite.

II.) NIEDER- UND MITTELMOLEKULARE NICHTENZYMATISCHE SCAVENGER:

II.1) Vitamine:

Vit.A.; ß-Carotin u.Carotinderivate; Vit.E und Tokopherolderivate; Vit.C; lipidlösliches Vit. C.

II.2) Weitere Naturstoffe:

Flavonoide; Anthozyane; Phenolsäuren; Phenolester; Benzodioxole (Sesamol - derivate); Lignane; Tannine; Hydroxyterpene; Ellagsäure; Mannit.

II.3) Bioorganische Moleküle des menschlichen Organismus:

Harnsäure; Taurin; L- Cystein; Selenocystein; L-Methionin; Selenomethionin; Alpha-Liponsäure; Coenzym Q; reduziertes Glutathion (GSH); Glutathion-Derivate.

II.4) Synthetische Scavenger:

Butiliertes Hydroxyanisol (BHA); Butyl Hydroxytoluen (BHT); Ethoxyquin (EMQ); Tetramethyl-p-phenylendiamin; N,N-Diphenyl-p-phenylendiamin; N-Oxylverbindungen.

II.5) Synthetika - Arzneimittel:

Heterozyklen (Ethoxyquin; Barbiturate; Carbazole; Phenothiazine; Levamisol; Nafazatrom; Naloxon; Tinoridin); Dimethylsulfoxid (DMSO).

Tab. 3: Synopsis der nicht-enzymatischen Scavenger.

I.) ENZYMATISCHE SCAVENGER (ANTIOXIDATIVE ENZYME):

I. 1) Superoxid-Dismutasen (SOD) .
Wandeln das Peroxid-Radikal ($O^{\bullet}_2$,) um in Wasserstoffperoxid.
I. 1.1) Fe-haltige SOD in Bakterien.
I. 1.2) Mn-haltige SOD in Mitochondrien von Eukaryonten.(Genort: Chromos. 21 q 2).
I. 1.3) CuZn-haltige SOD im Zytoplasma von Eukaryonten. (Genort: Chromos. 6 q 21).

Reaktion: $2\ O^{\bullet}_2 + 2\ H^+ = H_2O_2 + O_2$

I. 2.) Katalasen (CAT).
Wandeln Wasserstoffperoxid (H_2O_2)in Wasser und molekularen Sauerstoff um.
I. 2.1) CAT im Zytoplasma von Eukaryonten.
I. 2.2) CAT in Peroxisomen von Eukaryonten. Mehrere Isoenzyme.
(Genort: Chromos.11 p 13)

Reaktion: $H_2O_2 + H_2O_2 = 2\ H_2\ O + O_2$

I. 3) Peroxidasen (Px).
Vergleichbare Reaktionon, wie bei Katalasen.
I. 3.1) Selen-abhängige Glutathion-Peroxidase.
I. 3.2) Selen-abhängige Phospholipid-Hydroperoxid-GSH-Peroxidase.
I. 3.3) Selen-unabhängige Peroxidasen.

I. 4) Weitere Enzyme des Glutathionsystems:
I. 4.1) gamma-Glutamylcystein-Synthetase.
I. 4.2) Glutathion-Synthetase.
I. 4.3) Glutathion-Reduktase. (GSSG-Reduktase).
I. 4.4) Mehrere Glutathion-S-Transferasen.

I. 5) Enzyme zur Bereitstellung von Reduktionsäquivalenten
I. 5.1) Glukose-6-Phosphat-Dehydrogenase (G-6-PDH).
I. 5.2) 6-Phosphoglukonat-Dehydrogenase.
I. 5.3) Malatenzym
I. 5.4) Isozitrat-Dehydrogenase.
I. 5.5) Enzyme, die in die Interkonversion von NADH in NADPH eingeschaltet sind.

Tab. 4: Enzymatische Antioxidantien, die unmittelbar oder mittelbar in die antioxidative Abwehr eingeschaltet sind.

4.) Sie sollten möglichst mit allen oder den meisten der gängigen Radikale und/ oder reaktiven toxischen Substanzen reagieren können.

Man sollle nicht vergessen, daß nicht-enzymatische Scavenger immer auch selbst radikalisch werden, während dies bei enzymatischen Antioxidantien nicht der Fall ist. Eine generelle und häufige Einteilung in nicht-enzymatische Scavenger (Tab. 3) und in enzymatische Scavenger (Tab. 4) sind in den folgenden Tabellen wiedergegeben. Wie Tab. 4 zeigt, werden die im Stoffwechsel des Menschen immer und in allen Kompartimenten anfallenden Superoxid Anion-Radikale ($O^{\bullet}_2$) durch die

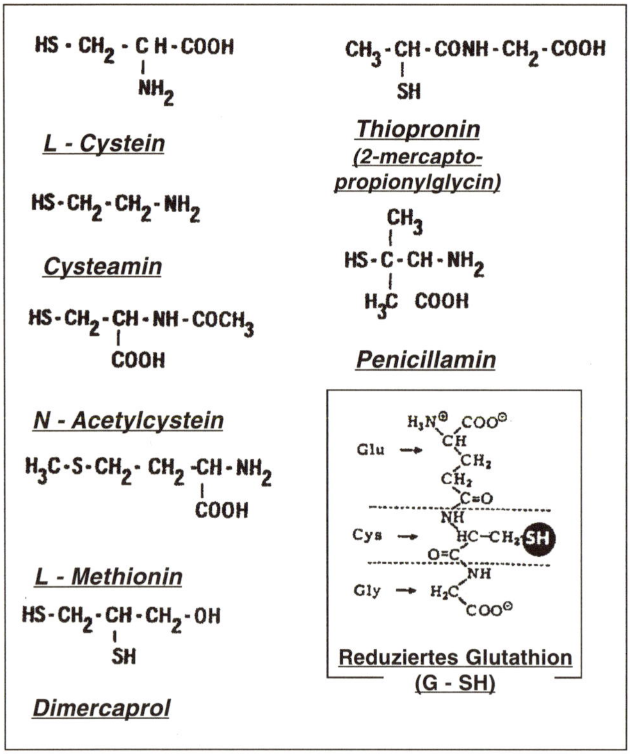

Tab. 6: Strukturformeln einiger wichtiger natürlicher synthetischer SH-Compounds

metallhaltigen Superoxid-Dismutasen, Enzyme, die ebenfalls in allen biologischen Räumen vorliegen, zu Wasserstoff-Peroxid, welches auch zelltoxisch ist, umgewandelt. Dieses H_2O_2 kann dann durch Katalasen sowie Peroxidasen, insbesondere durch die Glutathion-Peroxidasen (Tab. 4) detoxifiziert werden. (2, 27) Katalasen zerlegen das H_2O_2 in Wasser und O_2, während die Peroxidasen die Dehydrierung eines Substrates mittels Wasserstoff-Peroxid katalysieren. (2, 27)

Alle Katalasen und auch ein Teil der Peroxidasen enthalten - wie der rote Blutfarbstoff - Protohäm als prosthetische Gruppe, in der das Eisen dreiwertig ist. Aus diesem Grunde sind sie auch durch Cyanid hemmbar. (2, 27, 29)

IV. Bindung von Übergangsmetallen durch Biomoleküle und synthetische Chelatoren

Übergangsmetalle, Metalle mit Wertigkeitswechsel, sind in der Lage, als Oxidantien, als elektrophile Verbindungen, als „Elektronenräuber" zu fungieren, insbesondere Eisen ($Fe^{2+} \div Fe^{3+}$) und Kupfer ($Cu^{1+} \div Cu^{2+}$).

Über die HABER-WEIß- und/oder über die FENTON-Reaktion können z.B. aus H_2O_2 Hydroxyl-Radikale entstehen. (s. auch Kapitel A). Peroxide sind ohnehin eine permanente, potentielle Gefahr zur Erzeugung von Radikalen. Aus diesem Grun-

I. 1) ALBUMIN: Syntheseort:Leber. MG:66500. Serumspiegel: 35-55 g/l. Halbwertszeit im Blut: 15 -19 Tage. Bindet schwach Eisen und etwas stärker Kupfer. Durch dle Kupferbindung ist Albumin redoxaktiv und kann eine FENTON Reaktion induzieren unter Bildung von Hydroxyl-Radikalen.

I. 2) CAERULOPLASMIN: Syntheseort: Leber.MG: 132.000 Serumspiegel: 0,15-0,45 g/l.Halbwertzeit im Blut: 4,3 Tage Hemmt Eisen- und Kupfer-induzierte Lipidperoxidationen. Reagiert nicht direkt mit Peroxyl Radikalen.

I. 3) TRANSFERRIN: Synthesorte: Leber und RES. MG: 79.500 Serumspiegel: 2,0-4,0 g/l. Halbwertzeit im Blut: 8,5 Tage. Überträgt Eisen vom intrazellulären Ferritin der Dünndarmmukosa auf andere Verbraucherzellen und verhindert dadurch eine Eisenabhängige Lipidperoxidation.

I. 4) LACTOFERRIN: In der Humanmilch 0,0002 g/l. Agiert ähnlich wie Transferrin.

I. 5) HAPTOGLOBIN: Syntheseort: Leber. MG: Hpl-1 86.000; Hp2-1 200.000; Hp2-2 400.000. Serumspiegel: 0,4-1, 8 g/l in Abhängigkeit vom Phänotyp. Halbwertzeit im Blut: 2-4 Tage. Bindet freies Hb und Methb und verhindert so eine durch diese Substanzen erzeugte Lipidperoxidation.

I. 6) HAEMOPEXIN: Syntheseort: Leberzelle. MG: 60.000 Serumspiegel: 0,5-1,0 g/l. Halbwertzeit im Blut: 9,5 Tage. Haemopexin bindet intravasal Häm mit hoher Affinität (Kd 10-11 mol l-1 ; und verhindert so eine Häm-induzierte Lipidperoxidation. Transferrin und Haptoglobin verhindern nicht eine Häm-induzierte Lipidperoxidation.

I.7) METALLOTHIONEINE: Syntheseorte fast jede Zelle. MG: kleiner 10.000. Metallothioneine sind konservative, sehr Cystein-reiche Proteine zur Bindung von toxischen Schwermetallen oder zur Bevorratung von essentiellen Spurenelementen. Cysteingehalt ca. 23-33 mol%. Metallgehalt 4-12 Atome/mol. Metallothioneingene werden durch Cadmium und durch Zlnk induziert. Metallothloneine sind aufgrund ihres Cysteinreichtums gute Scavenger.

I.8) THIOREDOXIN: Synthesort: viele Zellen. MG: 12.000. Enthält eine reversibel reduzierbare Cystin-Disulfidgruppe. Thioredoxin ermöglicht Thiol-Disulfid-Austauschreaktionen. Es wirkt als Scavenger und als Chelator neben seiner Coenzymfunktion.

I. 9) REDUZIERTES GLUTATHION (GSH): Syntheseort: fast alle Zellen. MG: 307,33. Leber besitzt den größten Gehalt mit 5-10 µmol/g. GSH ist Scavenger, Chelator, Coenzym u.a.

I.10) ALPHA-LIPONSÄURE: Syntheseort: viele Zellen. Coenzym des Pyruvat-Dehydrogenasekomplexes. In ihrer reduzierten Form ist sie Scavenger und/oder Chelator.

I. 11) L-CYSTEIN: Syntheseort: fast alle Zellen. Scavenger und Chelator. Baustein aller Proteine und vieler Peptide.

I.12) L-HISTIDIN: Semiessentielle Aminosäure.

Tab. 5: Plasma- und intrazelluläre Proteine, die Übergangsmetalle oder auch Metallkomplexe binden zur Verhinderung von radikalischen Prozessen
(mod. n. B. HALLIWELL u. J.M.C . GUTTERIDGE (9).

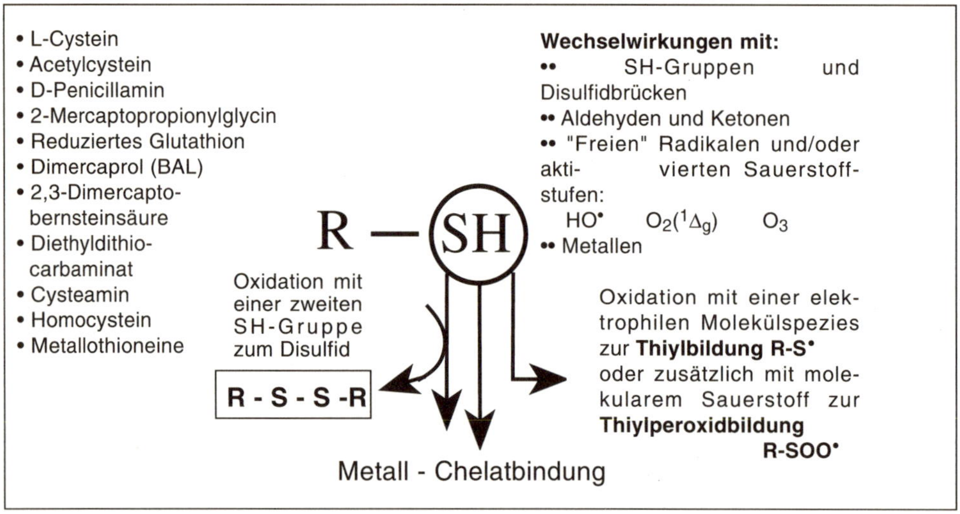

Abb. 2: Die vielfältigen Wechselwirkungen von SH-Gruppen-Molekülen

de ist nicht nur die Beseitigung von Peroxiden aus biologischen Kompartimenten wichtig, sondern auch die Eliminierung von „freien“ Übergangsmetallen eine wichtige Präventivmaßnahme zur Verhinderung von Radikal-Reaktionen und Radikalketten-Reaktionen.

Die Eliminierung und Bindung von Metallen in lebenden Systemen kann über natürliche Bindungsproteine bzw. bestimmte Aminosäuren (Tab. 5) und/oder über Chelatierungen durch SH-Gruppen-Substanzen (Tab. 6) erfolgen.
Zur ersten Gruppe natürlicher Bindungsproteine im menschlichen Organismus gehören unterschiedliche Molekularstrukturen, meist mit mehreren biologischen Funktionen und in unterschiedlichen Konzentrationen in verschiedenen biologischen Räumen verteilt. (Tab. 5) (1, 3, 4-6, 9, 28)

Zur zweiten Gruppe (Tab. 6) gehören ebenfalls unterschiedlich strukturierte chemische Verbindungen, die teils synthetischen und teils bioorganischen Ursprungs sind. Solche chelatierenden SH-Gruppen-Compounds können vielfältige Wechselwirkungen eingehen, wie Abb. 2 zeigt. (22, 25)

V. Reparaturen und Reparaturenzyme

Im weiteren Sinne gehören zur Erhaltung hoher struktureller und funktioneller Ordnungszustände des menschlichen Organsimus, seiner Zellen und seiner Moleküle nicht nur die antioxidativen Enzyme zur Verhinderung und schnellen Beendigung radikalischer Reaktionen, sondern auch Enzymsysteme und molekulare Mechanismen zur Reparatur der radikalisch induzierten Zerstörungen von Biomolekülen. Da gibt es zunächst im Rahmen von Proteinveränderungen die Proteinasen, die oxidierte Proteine bevorzugt spalten und abbauen, indem die dabei anfallenden Aminosäuren dem Aminosäure-Pool des Organismus im Sinne eines „Recyclings“ abgegeben und für Neusynthesen wieder bereit gestellt werden.

Beim ATP-abhängigen Proteinabbau spielt das UBIQUITIN, ein phylogenetisch konservatives, in allen Eukaryonten-Zellen reichlich vorhandenes (deshalb „Ubi“quitin) Protein eine wichtige Rolle. Dieses aus 76 Aminosäuren bestehende Eiweißmolekül ist das in der Stammesgeschichte der Arten am stärksten konserviert bekannte überhaupt. Es ist in so verschiedenen Organismen wie Mensch, Kröte, Forelle und Drosophila identisch. (29)
Proteine werden durch eine kovalente Verbindung mit Ubiquitin für den Abbau markiert. Ein Vorgang, der aus drei Schritten besteht:
1.) Auf dem Wege über eine ATP-verbrauchende Reaktion wird das C-terminale Ende des Ubiquitins über eine Thioester-Bindung an das Ubiquitin-aktivierende Enzym (E_1), ein Dimer von 105 kD mit identischen Untereinheiten, gebunden. (29)
2.) Dann wird Ubiquitin auf die Sulfhydrylgruppe eines von mehreren kleinen Proteinen (25 - 70 kD), den sog. Ubiquitin-Transportproteinen (E_2), übertragen. (29)
3.) Eine Ubiquitin-Protein-Ligase (E_3) von ca. 180 kD überträgt das aktivierte Ubiquitin von E_2 an eine Lysin-ε-Aminogruppe eines zuvor gebundenen Proteins unter Bildung einer Isopeptidbindung. (29)

An ein abzubauendes Protein können hintereinander bis zu 20 Ubiquitin Moleküle unter Bildung einer Multi-Ubiquitin-Kette gebunden werden.

Die mit Ubiquitin markierten Proteine werden in ATP-abhängigen Prozessen desaggregiert, indem ein spezifischer Multienzymprozeß, ein Ubiquitin-konjugiertes Abbauenzym (ubiquitin-conjugate degrading enzyme - UCDEN) von ca. $\leq$ 1000 kD den Proteinabbau bewirkt. Diese UCDEN-Protease baut nur Ubiquitin-verknüpfte Proteine ab. (29)

Bei der Lipidreparatur, die ein enzymatisches Netzwerk von Schutzsystemen darstellt, sind neben nicht-enzymatischen niedermolekularen Scavengern, wie die fettlöslichen Tokopherole, vor allem die beiden Selen-abhängigen Glutathion-Peroxidasen (Tab.4) und GSH als Coenzym und als nicht-enzymatischer Scavenger eingeschaltet. Das enzymatische „Netzwerk" der Schutzenzyme, die in die Lipidperoxidation verhindernd oder beendend eingreifen, zeigt die Abb. 3.

Mehrere Enzyme und GSH sind in die Konversion der Membran-Lipide und Membran-Phospholipide bei dem Phänomen der Lipidperoxidation eingeschaltet. Im einzelnen: (20)

- PLA2 (Phospholipase A_2).
- PLHG-Px (Phospholipid-Hydroperoxid-GSH-Peroxidase,ein Selen-abhängig arbeitendes Enzym).
- m-G-SH-tr (Mikrosomale GSH-Transferase).
- GSH-Px (Selen-abhängige GSH-Peroxidase).
- GSH-tr (Zytosolische GSH-Transferase).

Das Phospholipid-Hydroperoxid (I) kann durch 2.) PLHG-Px oder durch 3.) mGSH-tr zu dem Phospholipid-Hydroxid (II) reduziert werden. Analog kann das Lipidperoxid (III) durch 4.) GSH-Px; 2.) PLHG-Px; 5.) GSH-tr und durch 3.) mGSH-tr zum Lipidhydroxyd (IV) reduziert werden. (20)

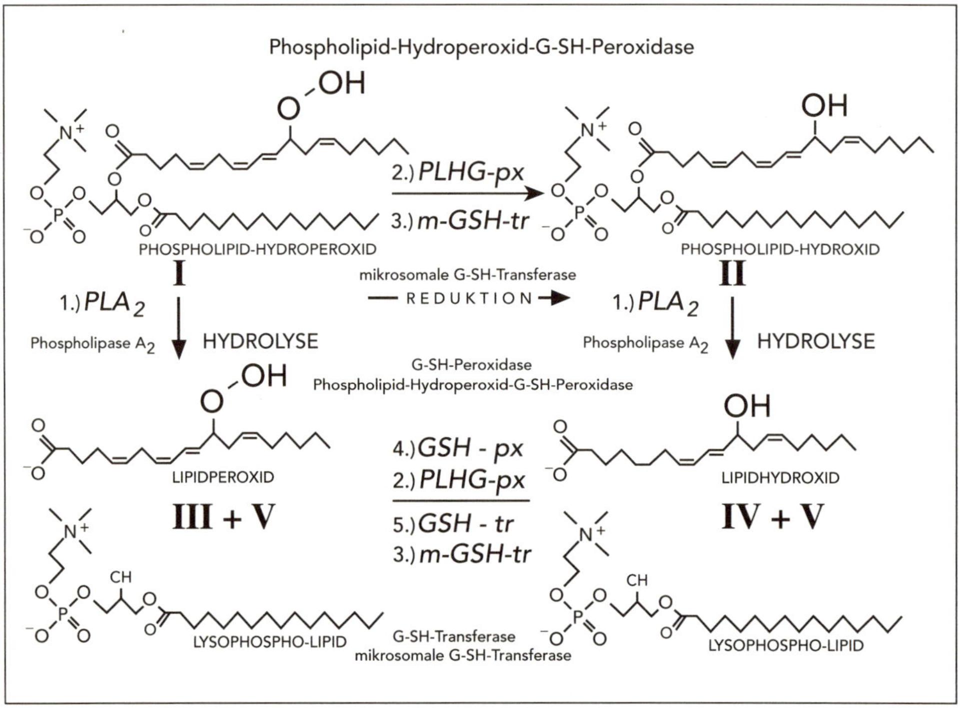

Abb. 3: Die in die Lipidperoxidation eingeschalteten Schutzenzyme, mod.n. G. Rembertus u. M.M. Haenen (20).

Die Phospholipase A_2 hydrolisiert sowohl Phospholipid-Hydroperoxid (I) zu Lipidperoxid (IV) und Lysophospholipid (V). Zytotoxische Aldehyde, die als Bruchstücke ungesättigter Fettsäuren bei der Lipidperoxidation im Circulus vitiosus Zell- und Biomolekül-Zerstörungen verstärken und iterieren können, werden durch die GSH-Transferasen und durch GSH selbst detoxifiziert. (20)

$$LOOH + GSH \xrightarrow{\text{GSH-Transferase}} LOH + GSOH$$

$$GSOH + GSH \longrightarrow GSSG + H_2O$$

Vieles spricht dafür, daß die dargestellten Detoxifikationswege von Phospholipid-Hydroperoxiden (Abb. 2) durch GSH-Peroxidasen entweder alleine oder in Kombination mit Phospholipase A_2 ablaufen. Dies scheinen, wenn auch nicht die einzigen, so doch sehr wichtige Schutzmechanismen gegenüber dem Pathophänomen der Lipidperoxidation zu sein. Viele GSH-Transferasen sind in ihrer Wirkung mit den Selen-abhängigen GSH-Peroxidasen vergleichbar. Sie sind im Zytosol lokalisiert. Auch eine membran-gebundene GSH-Transferase wurde beschrieben. (20)

Sicher bestehen intraindividuelle Unterschiede, von Kompartiment zu Kompartiment, aber auch interindividuelle, von Mensch zu Mensch, in der Aminosäuresequenz von GSH-Transferase-Isoenzymen mit unterschiedlichen Michaelis-Konstanten bzw. Turnover-Raten.

Hydrogen-Peroxide werden wie organische Hydro-Peroxide als Substrate von GSH-Transferasen akzeptiert. So wie die klassische Selen-abhängige- Peroxidase wird die Phospholipase A_2 zur Detoxifikation der Phospholipid-Hydroperoxide durch die zytosolische GSH-Transferase benutzt. Die membran-gebundene GSH-Transferase soll Phospholipid-Hydroperoxide ohne Mitwirkung der Phospholipase A_2 reduzieren können. (20)

Schließlich bestehen im menschlichen Organismus unterschiedlich arbeitende DNA-Reparaturenzyme, denn die Nukleinsäuren sind ständig einer Vielzahl von Schädigungsmöglichkeiten ausgesetzt: Primäre Radikale, sekundäre Radikale, die aus toxischen Substanzen und Xenobiotika entstehen, energiereiche Strahlen (UV; Röntgenstrahlen; Gamma-Strahlen, Korpuskularstrahlen) u.a. Solche Nukleinsäure-Schäden können - nur - in einem gewissen Umfang repariert werden. Mögliche Reparaturmechanismen sollen nur kurz aufgelistet werden:

1.) Die direkte Behebung von Pyrimidin-Dimeren als Basenmutationen, Ereignisse, die durch UV-Bestrahlung auf dem Wege über photoaktivierende Enzyme, Photolyasen als DNA-Reparaturenzyme zum Teil wieder reapariert werden.

2.) Alkyltransferasen, die die Desalkylierung von alkylierten Basen wiederaufheben.

3.) Exzisionsreparaturen (Ausschneidereparatur) zur Behebung von Basenmutationen an einer DNA-Kette durch ATP-abhängige UvrABC-Endonukleasen mit nachfolgender Erneuerung des ausgeschnittenen DNA-Stückes durch DNA-Polymerasen (DNA-Ligasen).
4.) Glykosylasen, die mutierte Basen entfernen.
5.) Rekombinations- bzw. Postreplikationsreparaturen - und -
6.) SOS-Reparaturen

um nur die wichtigsten Reparaturmöglichkeiten an Nukleinsäuren zu nennen.

Freie Radikale verursachen molekulare Schäden, die nie ganz behoben oder verhindert werden können. Außerdem läßt im Laufe eines Individual-Lebens die Effizienz der Schutz- und Reparaturenzyme nach. Es kommt auch in den molekularen Reparatursystemen trotz einer im System ohnehin vorhandenen Fehlerhaftigkeit zu einem mit zunehmenden Alter auch zunehmenden, weiteren Präzisionsverlust und zu einer höheren Fehlerhaftigkeit. Letztendlich kann man auch auf molekularer Ebene bemerken:

Reparatur bleibt Reparatur !

C

Aldehyde - Aktivierte Sauerstoffstufen - Radikale - Oxidativer Stress.
Pathobiochemische Probleme komplexer lebender Systeme

I. Einleitung

Leben ist im nicht-linearen komplexen Werden und in der Auseinandersetzung mit einem ebenfalls komplexen, nicht-linearen Umfeld ständig Veränderung, Metamorphose und in kompliziert vernetzten Wechselwirkungen mit Wachstum, Differenzierung, Anpassung, Energiewandlung, Fortpflanzung und Selbstähnlichkeitstendenzen verbunden.

Einmaliges irreversibles Gestalten auf der Grundlage eines genetisch dynamisch sich in bestimmten Rahmen anpassenden Programms auf der Grundlage der unumkehrbaren Zeitachse, als Phänomen "starker" Zeitlichkeit im biologischen Geschehen, phylogenetisch und ontogenetisch.

Nach Eigen (6) ist diese "starke" Zeitlichkeit wie auch die historische Einzigartigkeit dieser auf Selektion basierenden Evolution in der Unumkehrbarkeit, der sich auf mikroskopischer Ebene vollziehenden Abfolge von unvorhersehbaren Elementarereignissen, die auf Quantenunsicherkeit, auf quantenmechanischer Unschärfe wie auch auf der mehrdimensionalen Komplexität des Phasenraumes beruhen, zu sehen.

Keto-Enol - , sowie Amino-Imino-Tautomerien, Peptidbindungs-Mesomerien, Superoxid-Anion-Radikal-Mesomerie und andere, in definierten Phasen schwingende Wasserstoffbrückenbindungen, wie z.B. bei den biologischen Datenträgern (Purin- und Pyrimidinbasen), endogene Labilitäten von π-Elektronensystemen in bioorganischen Makromolekülen, Initiierung und raumzeitlicher Verlauf von Radikalkettenreaktionen, die Unsicherheit und nur statistisch mögliche Prognose, wann eine Demethylierung zu Methylanion, zu Methylkation oder zu Methyradikal führt, sind nur einige Beispiele dieser unvorhersagbaren Elementarereignisse, die auf der zu betrachtenden und zu beurteilenden, ja zur therapierenden Seinsebene biochemischer Strukturinteraktionen zur grotesken "Kippfähigkeit" im Sinne einer «Selbstorganisierten Kritizität» (SK) eines lebenden Systems führen kann (1).

Während ein genetisch zugrunde gelegter binärer Bauplan sich über eine informationsgesteuerete Biosynthese (Genexpression, Transkription, Splicing, Translatation, Proteinbiosynthese) von einer befruchteten Eizelle mit ca. 1×10^{9} bis 1×10^{11} Bit in einem Potentialraum hinein entwickelt, in Abfolge eines komplexen genetischen Raum-Zeit-Musters bis zu einem ausgewachsenen Menschen mit ca. 1×10^{23} bis 3×10^{25} Bit - ein Leben hindurch mit ca. 10^{16} Gesamtzellteilungen und mit einem im zweiten Lebensjahrzent aktuellen Zellbestand von 10^{12} bis 10^{14} Zellen entwickelt, entwickelt über hochgeordnete selektive Enzymmechanismen, so wird dieser hochpräzise Prozeß durch "ungeordnet" statistisch einfallende bzw. adsorbierte Energiebeträge und durch die bereits erwähnten, den biochemischen Strukturen ohnehin zugrundeliegenden Quantenunsicherheiten in diesem final erscheinenden Ablauf, empfindlich gestört (37).

Die Vorstellung von Wahrscheinlichkeitswellen (WW) wurde zu einem Charakteristikum der Quantenmechanik. WW beziehen sich auf etwas, das irgendwie schon dabei war, sich zu ereignen, aber noch nicht verwirklicht war. Sie beziehen sich auf eine Geschehens-Tendenz, eine Tendenz, die auf eine undefinierte Art für sich selbst existiert, selbst wenn sie sich nie in einem Vorgang objektiviert. Möglicherweise sind WW mathematische "Kataloge" solcher Tendenzen.

Nach Heisenberg (16 a) bedeuten WW eine Tendenz zu einem bestimmten Geschehen; entsprechend des Aristotelischen Begriffes der "Potentia", der in einer merkwürdigen Art physikalischer Realität zwischen Möglichkeit und Wirklichkeit steht.

Die in dieser Arbeit besprochenen durch radikalische und andere elektrophile Verbindungen verursachten energetischen Störungen und Zerstörungen bestimmter bioorganischer Moleküle (Enzyme, Transport- und Strukturproteine, Nukleinsäuren, PUFA´s u.a.), führen zu unvorhersehbaren Veränderungen biologischer Funktionen, zu stochastischer Metamorphose, zu Krankheit, zu vorzeitigem Alter und zum Tode, denn die system-eigenen, system-immanenten Reparaturmechanismen können nicht immer effektiv diesen Struktur-, Funktions- und Ordnungseinbrüchen entgegensteuern (6, 16 a, 36, 70).

Zumal viele große interaktive Systeme, die sich beständig selbst organisieren, sich zu einem kritischen Zustand hin entwickeln und u.U. aufrecht erhalten, so daß bereits ein winziges Ereignis, ein extrem geringer Energiebetrag, eine Kettenreaktion im Sinne der «selbstorganisierten Kritizität» in Gang setzen kann, die in eine Katastrophe mündet (1).

II. Struktur-, Funktions- und Ordnungserhaltende Mechanismen in lebenden Systemen und "oxidativer" Streß

Durch die ständige Präsens von molekularem Sauerstoff und seinen rel. hohen Fließgleichgewichtskonzentrationen im Lidipmilieu aller biologischen Membranen, in Wechselwirkung mit Fe^{+++} oder Cu^{++} als 1-Elektronenquellen sowie durch eine Vielzahl unterschiedlicher enzymatischer und nicht-enzymatischer Systeme, die aktivierte Sauerstoffstufen (ASS) (O_2; H_2O_2; OH^-; O_2 ($^1\Delta_g$)) erzeugen, kommt es zu oxidativ-radikalischen Protein-, Peptid- und Aminosäureveränderungen (PPA-Veränderungen), neben vielen anderen Läsionen von bioorganischen Molekülen definierter Funktionen (2, 3, 4, 8, 9, 10, 15, 16, 19-70, 78).

Diese pathologischen PPA-Veränderungen haben pathobiochemisch deshalb so gravierende Konsequenzen, weil sie im Hinblick auf die hohe katalytische und allosterische Selektivität sowie die konformative, dreidimensionale Raumerfüllung von Enzym-, Transport- und Strukturproteinen eng an die biologische Funktion geknüpft sind, und oxidativ-radikalische Veränderungen, Störungen, ja Zerstörungen bedingen, die außerordentlich schwere Einbrüche in die komplex vernetzte geregelte Ordnung, Informationsbewahrung und Informationsweitergabe in lebenden Systemen darstellen.

Auf einer komplexen Komplementarität, allosterischen Passung und auf quantenmechanischen Resonanzen definierter Feldmuster bestimmt strukturierter Moleküle und, biochemisch gesehen, auf "Schwachen Wechselwirkungen" (Ionenbeziehungen, Elektronen-Donor-Akzeptor-Beziehungen, Ion-Dipol- und Dipol-Dipol-Wechselwirkungen, Wasserstoffbrückenbindungen, hydrophoben Wechselwirkungen und van-der-Waal´schen Wechselwirkungen; Bindungen im Bereich von nur 0,2 bis ca. 10 kcal/Mol) beruhen folgende Protein-Donor-Akzeptor-Wechselwirkungen:

1. Enzym - Substrat - Wechselwirkungen
2. Carrier - Substrat - Wechselwirkungen
3. Rezeptor - Signalmolekül - Wechselwirkungen (Hormone, Wachstums- und Differenzierungsfakt.)
4. Transportprotein-transportiertesMolekül-Wechselwirkungen
5. Strukturprotein - Funktions-Wechselwirkungen u.a.

Unterschiedlich geartete Energien (mechanische, thermische, chemische, infektiös-toxische, strahlenbedingte, redoxkatalytische u.a.) definierter Energiebeträge, besonders auch die metallkatalysierten Oxidationen von PPA durch die Reduktion von Fe^{+++} zu Fe^{++} und von O_2 zu H_2O_2 , sind toxische Metabolite, die mit Komplexmetallen bestimmter Proteine zu "freien" Radikalen und ASS reagieren, sich zu OH^{-}-Radikalen, zu Singulettsauerstoff $O_2(^1\Delta_g)$, zu Ferryl-Ionen u.a. umwandeln, um dann mit Proteinseitenketten weiter zu reagieren (2-10,15-19, 20-70, 78).

Neben der Lipidperoxidation spielt, so gesehen, auch die Proteinoxidation pathobiochemisch für viele Erkrankungen eine grundlegende Rolle.

Unter anderem (Carbonyl-Derivate und Aminosäurebruchstücke) kommt es zu Prolyl- und Arginyl-Metaboliten, die in Glutamylsemialdehyd und zu Lysylbruchstücken führen sowie zu Umwandlungen in 2-Amino-adipylsemialdehyd-Metabolite, die das ohnehin permanent anfallende endogene Aldehydproblem (EAP) verstärken.

Es kommt aber auch durch radikalische Reaktionen zu weiteren Aminosäureveränderungen:

A) Histidyl-Metaboliten
B) Aspartyl-Metaboliten
C) Prolyl-Metaboliten ---> Glutamyl- oder Pyroglutamyl
D) Methionyl-Metaboliten ----> Methionylsulfoxid
E) Cystinyl-Metaboliten ---> mixed Disulfid-Derivate

A) führt zu vielen Veränderungen in den Metallprotein-Verbindungen, in denen L-Histidin Bindeglied ist (Hämoglobin, Myoglobin, Cytochrome, Serum- und Mukosatransferrin u.a.).

D) führt zu Störungen im Hinblick auf die biologische Bedeutung des Methylgruppentransfers (Genregulation über Methylcytosin und seine Re- und Demethylierung; Uracilmethylierung zur Bildung von Thymin, als der in höheren Bauplänen rel. stark repräsentierten Base; Thymin-de-novo-Synthese ist der geschwindigkeitsbestimmende Schritt in der DNA-Biosynthese höher organisierter Tiere; Cholin-, Acetylcholin-, Adrenalin-, Carnitin-, Phosphatidylinositol-Biosynthesen u.a.)

E) führt zu einer Verschiebung der intrazellulären Redoxregelung aller SH-Gruppen-abhängigen Regelbereiche durch Veränderung des oszillierenden, labilstabilen Gleichgewichtes:

G - SH $\rightleftharpoons$ gemischte Disulfide $\rightleftharpoons$ G - S - S - G

u.U. zum Zusammmenbruch vieler Enzymregulationen und zur Verminderung des ordnungserhaltenden negativen Redoxpotentials vitaler, lebender Zellen (4-16, 19-70, 71-75, 82).

Das für Struktur und Funktion lebender Systeme so wichtige negative Redoxpotential und die von ihm ausgehende Spannung, die Elektronegativität, die im Intermediärstoffwechsel ebenso wichtig wie der Protonenaustausch ist, wird bevorzugt repräsentiert durch das Askorbinsäure-Redoxsystem und durch SH-Gruppenmoleküle, an erster Stelle durch das Gluthation-System.
Alle elektrophilen Reaktionen, auch die Aldehyd-abhängigen an SH-Gruppen, sowie die bevorzugte Reaktion des G-SH als Coenzym, oder als nicht-enzymatlscher Scavenger vermindern das Redoxpotential zellulärer und subzellulärer Kompartimente und stören damit alle von einem physiologischen Redoxpotential abhängigen Struktur-, Funktions- und Informationsbedingungen auf subzellulärer, molekularer Ebene (37, 79).

Ganz generell kommt es über radikalische und/oder oxidativ veränderte PPA`s zu einer verstärkten peptischen Desaggregation bzw. Katabolie und damit u.U. zur vorzeitigen Alterung, zu multivalenten Atrophien und Degenerationen bzw. degenerativen Erkrankungen, sowie zu Ablagerungen, zum "Altersmüll" in Zellen und Geweben (Lipofuszin, Amadorikörper, Amyloide u.a.).

Vorgänge, wie sie teilweise begleitend oder aber auch kausalpathologisch bei vielen degenerativen Erkrankungen vorliegen: (7-16, 57, 63, 75, 78).

- Progerie und WERNER-Syndrom.
- Chron.Alkoholismus.
- Muskeldystrophie
- Emphysem.
- Rheumatische Arthritis. (PCP).
- Viele Formen von Durchblutungsstörungen.
- Kataraktgenese.
- Neurogene Defekterkrankungen u.a.

Neben dem Verlust strukturgegebener Information und Ordnung des Zellstoffwechsels, im weitesten Sinne, sind aber auch die relativ langlebigen zelltoxischen Aldehyde des „oxidativen" Proteinkatabolismus (Glutamylsemialdehyd, 2- Aminoadipylsemialdehyd) als auch die Aldehyde aus anderen Quellen von pathobiochemischer Bedeutung. (5, 9).

Die oxidative Veränderung der Aminosäuren Arginin, Lysin und Histidin und ihre Umwandlung in Aldehyde, wie auch die Oxidation v. Aldehyden zu Carbonsäuren (z.B. Prolyl → Glutamylsemialdehyd → Glutamyl-Metabolite) ist pathobiochemisch

1. G-SH mit Superoxid-Anionradikal ($O^{\bullet}_2$), mit Hydroxylradikal ($OH^{\bullet}$) und mit Singulettsauerstoff O_2 ($^1\Delta_g$) .

1.1. $2\, O^{\bullet}_2 + 2\, H^+ + 2$ G-SH → G-S-S-G + $2\, H_2O_2$
1.2. $2\, OH^{\bullet}$ + 2 G-SH → G-S-S-G + $2\, H_2O$
1.3. $O_2\, (^1\Delta_g)$ + G-SH → GS_{ox} (Cysteinsäure)
GS* (Thiylradikal als Intermediat)

2. Superoxid-Anionradikale, Hydroxylradikale, Singulettsauerstoff und Wasserstoffperoxide reagieren mit mehrfach ungesättigten Fettsäuren (PUFA´s), wobei Vitamin E und die Selen-abhängige Glutathion-Peroxidase die durch die zuvor erwähnten reaktiven Spezies erzeugte Lipidperoxidation begrenzen.

2.1. Das durch eine Lipidperoxidation radikalisch gewordene Vitamin E kann durch Askorbinsäure und/oder wiederum G-SH, welches dann in GS* übergeht, "renaturiert" werden.

3. Die radikalische Zwischenstufe des Redoxsystems: Askorbinsäure-Dehydroaskorbinsäure, das Semidehydroaskorbat, ist ebenfalls - wie das Dehydroaskorbat - zytotoxisch. Die Reduktion der radikalischen Zwischenstufe - Semidehydroaskorbat - kann einmal nicht-enzymatisch durch G-SH gescavengt werden, und zum anderen enzymatisch durch zwei Enzyme, nämlich durch
3.1. die NADH-abhängige Semidehydroaskorbat-Reduktase und
3.2. die G-SH-abhängige Dehydroaskorbat-Reduktase, nach dem durch Reaktion von zwei Semidehydroaskorbat-Molekülen im Sinne einer Radikalterminierung Dehydroaskorbat entstanden ist.

Tab. 1: Unterschiedliche Wechselwirkungen des G-SH mit Radikalen und aktivierten Sauerstoffstufen.

nicht nur das Aldehydproblem per se, sondern es kommt auch zu Veränderungen des isoelektrischen Punktes von Proteinen, wie man z.B. an dem rel. wichtigen Enzym des Glutathionstoffwechsels, der Glutathion-Synthetase bei Inkubation mit Askorbinsäure - Fe^{+++}- 0_2-System beobachten konnte. (78).

α und β – ungesättigte Aldehyde, wie z.B. 4-Hydroxynonenal, die im Rahmen der Lipidperoxidation aus PUFA's entstehen, reagieren nicht nur mit Aminogruppen, sondern auch mit SH-Gruppen von Proteinen unter Bildung rel. stabiler Thiolether mit Carbonylfunktion, eine wichtige pathobiochemische Voraussetzung für viele Erkrankungen, unter permanentem „oxidativem Streß". (5, 9, 78).

Vor allem ist diese Thiolether-Reaktion ein Grund, die aktuelle G-SH-Konzentration intrazellulär zu mindern und so wieder neben der direkten Beeinflussung von SH-Gruppen abhängig arbeitenden Enzymen auch noch über die Regelverschlechterung des Glutathionsystems:

G-SH $\rightleftharpoons$ gemischte Disulfide $\rightleftharpoons$ G-S-S-G

viele andere Enzyme über Konformationsänderungen in ihren Funktionen für den Gesamtstoffwechsel empfindlich zu stören.

Aldehyde unterschiedlicher Molekularstruktur entstehen im menschlichen Organismus aus vier unterschiedlichen Quellen und stellen u.U. alleine aus einem der vier Gründe oder aber auch aus Additionsmöglichkeiten im Hinblick auf ihre Reaktivität und Sekundär-Metabolite ein grundlegendes Erkrankungsproblem für den Menschen dar. (5, 9, 15, 16, 37, 69, 78).

I.) Bei den zuvor angesprochenen, radikalisch - oxidativ initiierten Aminosäure-Strukturänderungen.

II.) Bei dem pathobiochemischen Phänomen der Lipidperoxidation. (63-70).

III.) Bei oxidativer Äthanol- und Methanolentgiftung durch das Enzym Alkoholdehydrogenase über Acetaldehyd und Formaldehyd. (Abb.1)

IV.) Und schließlich kommt es beim Diabetes mellitus durch die Hyperglykämie aufgrund der Glukose als Aldohexose zur pathologischen Vermehrung dieses Aldehyds mit allen pathobiochemischen Konsequenzen der Glykosylierung, Schiff´ sche Basenbildung, Amadorikörperentstehung und über Endiole zum Pathophänomen der Glukoseoxidation, Wege, die kausalpathologisch eng mit allen diabetischen Komplikationen (Angiopathien,Polyneuropathien) verbunden sind. (81). (Tab. 2)

Wie folgenschwer für biologische Regulationen und auch für Genregulationen elektrophile Verbindungen - Aldehyde, „freie" Radikale und/oder ASS - sich auswirken können, zeigt sich auch in den oxidativen Veränderungen von SH-Domänen und Leucinstrukturen an den Transkriptionsfaktoren: „Zink-Finger" und „Leucin Zipper". (17a)

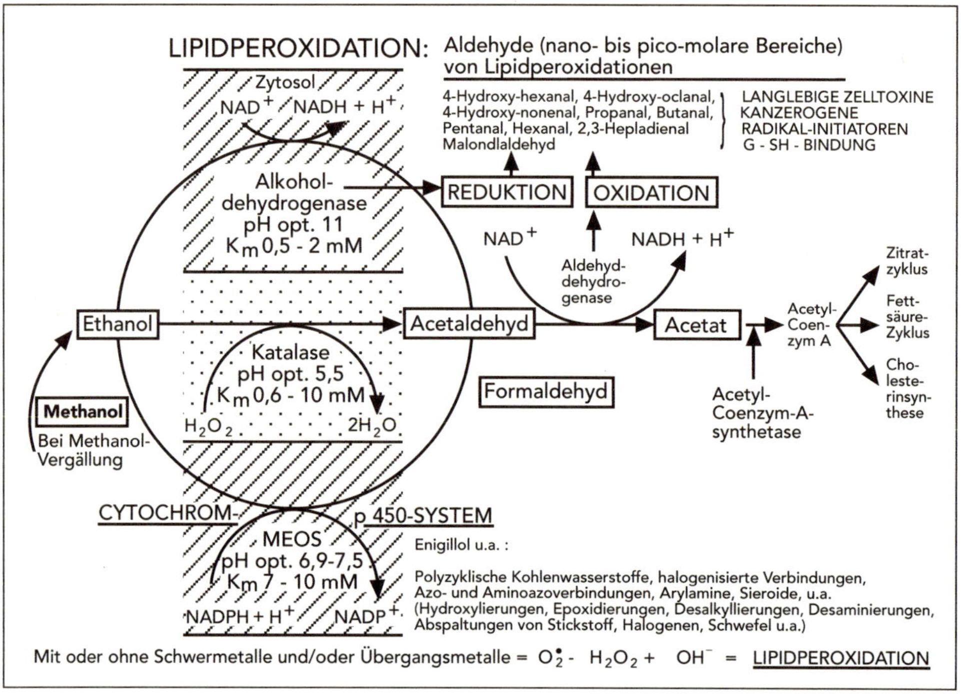

Abb. 1: Synoptische Darstellung der Pathobiochemie der Äthanol- und Methanolvergiftung über die Alkohol-Dehydrogenase und das Cytochrom-p-450-System unter Berücksichtigung der Aldehydentstehung, der Radikalbildung, der Redoxverschiebung über NAD+- NADH sowie im Hinblick auf das Phänomen der Lipidperoxidation und der dadurch zusätzlichen Entstehung zelltoxischer Aldehyde

"Zink-Finger" (ZF) sind Transkriptionsfaktoren, die mit den RNA-Polymerasen II und III interagieren, von einer besonderen Molekularstruktur in einer Cys -His -Zn-Chelatbindung (Abb.2) als Cys_2/His_2- oder Cys_2/Cys_2-Finger. Unter den Proteinen, die solche Strukturen aufweisen, sind z.B. Glukokortikoid- und Steroid-Rezeptoren. (17a).

„Leucin-Zipper“ sind ebenfalls Transkriptionsfaktoren einer Leucinreichen Peptidstruktur, die eine amphipathische Alpha-Helix oder eine „coiled coil“ bildet. Die amphipathische Alpha-Helix besitzt eine hydrophobe Leucin-reiche Seite und eine andere Seite mit geladenen Gruppen. (Abb. 3)

„Leucin-Zipper“ interagieren mit der DNA-Sequenz:

$$\text{ATGA}\,{}^{\text{G}}_{\text{C}}\,\text{TCAT.}$$

Die Translationsprodukte der zellulären Mitogene c-jun und c-fos besitzen „Leucin-Zipper“- Struktur. (17a).

I. Aldehyde aus Aminosäuren: (Proteinoxidation)	Glutamylsemialdehyd 2-Amino-adipylsemialdehyd
II. Aldehyde aus Fettsäuren: (Lipidperoxidation)	4-Hydroxy-hexanal; 4-Hydroxy-octanal; 4-Hydroxy-nonenal; Propanal; Butanal; Pentanal; Hexanal; 2,4-Heptadienal; Malondialdehyd
III. Aldehyde bei der Äthanol- und Methanol-Detoxifikation	Acetaldehyd Formaldehyd
IV. Aldehyde beim Diabetes (Glykosylierungen)	Aldohexose (Glukose) ↓ Amadorikörper ↓ Endiole

Tab. 2: Verschiedene endogen entstehende, zelltoxische Aldehyde und ihre Quellen. Aldehyde führen nicht nur über Schiff´sche Basenbildung zu Vernetzungen und Reaktionen mit Aminogruppen zu Protein- und DNA-Veränderungen, sondern reagieren auch mit SH-Gruppen zu relativ stabilen Thiolethern und können selbst auch wieder eine Ursache für radikalische und photochemische Prozesse sein.

Auch bei diesen Strukturen sind, wie bei der LDL-Mizellarstruktur oxidative bzw. radikalische Leucinschäden und ihre pathobiochemischen Konsequenzen leicht möglich

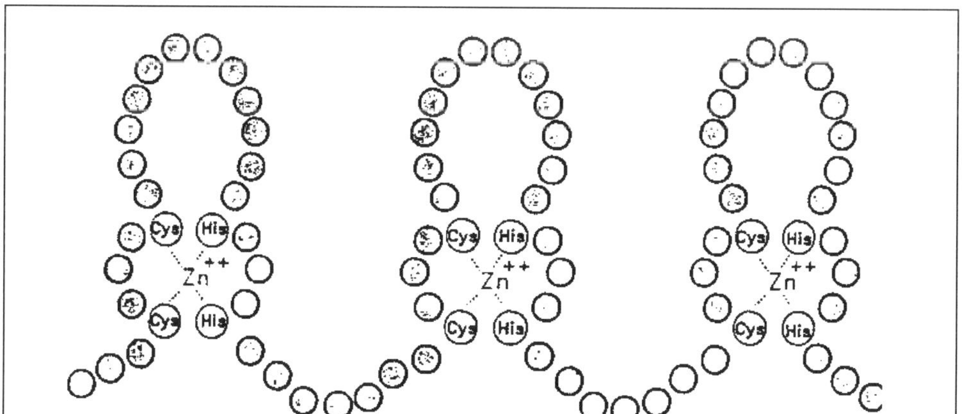

Abb. 2: Ausschnitt aus der Struktur eines Transkriptionsfaktors mit drei "Zink-Fingern", die jeweils aus einer charakteristischen Cystein-Histidin-Zink-Bindung bestehen und so die komplexe Komplementarität zur Wechselwirkung mit der DNA ermöglichen. Nach B. LEVINE (17 a).

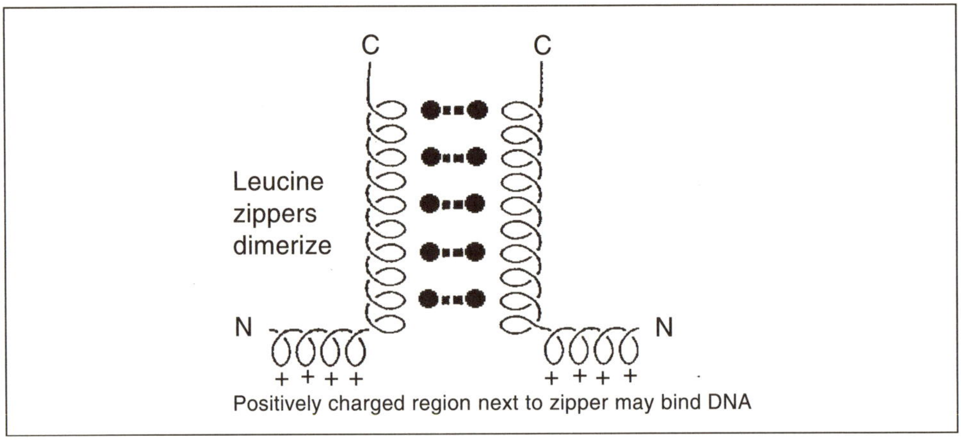

Abb. 3: Zwei "Leucin-Zippers" in paralleler Orientierung bilden eine dimere Struktur mit einer Alpha-Helixstruktur mit der für die DNA passenden Steigungshöhen von vier Residuen pro Windung, einem Leucin pro Steigung. Nach B. LEVINE (17 a).

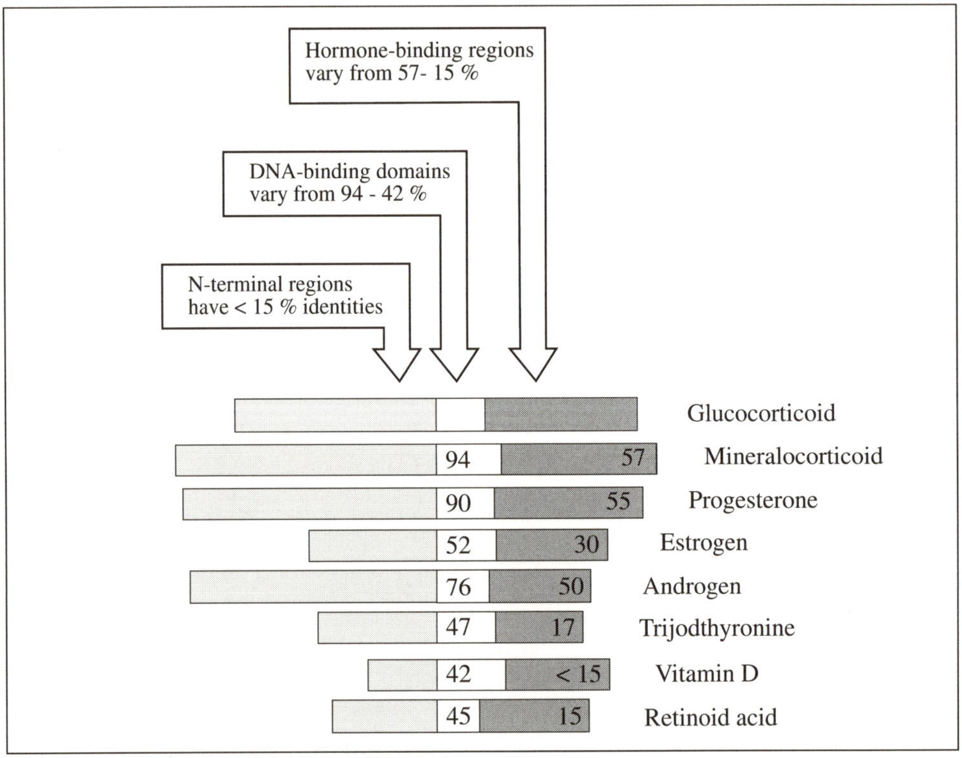

Abb. 4: Rezeptorstrukturen für verschiedene Steroidhormone, für Thyreoid-Hormone und für zwei fettlösliche Vitamine mit rel. individuellen N-terminalen Regionen, mit rel. konservativen DNA-Bindungsdomänen sowie den teil-homologen, C-terminalen Hormonbindungsregionen. Nach B. LEVINE (17 a).

Hormone	Element	Consensus
Glucocorticoid	GRE	GGTACANNNTGTTCT
Estrogen	ERE	GGTCANNNTG $^{A}_{T}$CC
Thyroid	TRE	CAGGGACGTDACCGCA

Tab. 3: Palindromische Response-Elemente der HormonRezeptoren. Nach B. LEVINE (17 a).

Interessant im Zusammenhang mit der Steroid-induzierten Genregulation ist nicht nur die rel. weitgehende Homologie der Rezeptoren für die synergistische Gesamtordnung eines Organismus physiologisch so unterschiedlich wirkender Hormone: Glukokortikoide, Mineralokortikoide, Progesterone, Östrogene, Androgene, Trijodthyronine sowie die Vitamine Vit.D und Retinolsäure im Bereich der carboxylterminalen Hormonbindungs-Domäne (Abb. 4), sondern vor allem, daß die DNA-Bindungsstelle in der Molekülmitte bei jedem dieser Rezeptoren jeweils zwei „Zink-Finger“ aufweist. (17a)

Man kann sich leicht vorstellen, daß radikalische und die anderen in dieser Arbeit beschriebenen Veränderungen (Aldehydproblem), in der Bindungsdomäne bzw. ihrem zugehörigen Gen, denn auch die entsprechenden Genabschnitte sind palindromisch (Tab. 3), physiologischerweise und erst recht aber auch bei Steroid-Rezeptor-positiven Neoplasien zu extremen Regulationsstörungen und Therapie-

Saft	Alkohole	Aldehyde	Säuren	Ester	Ketone	sonstige Verbindungen
Apfelsaft	n-Hexanol	Formaldehyd, Acetaldehyd	Ameisensäure Essigsäure Propionsäure n-Caprylsäure n-Buttersäure Apfelsäure	Isobutanolacetat Isoamylacetat n-Hexanolacetat	Aceton Acetophenon	Amine, Monosaccharide de, Pektine, Vit. C, nat. Farbstoffe, Mineralstoffe
Himbeersaft	Ethanol Isoamlyalkohol Benzylalkohol Phenylethylalk. Isobutylalkohol Hexen-(3)-ol-(1) n-Hexanol	Benzaldehyd	Essigsäure N-Capronsäure Benzoesäure Bernsteinsäure Citronensäure Phthalsäure Salicylsäure p-Hydroxybenzoesäure Brenzschleimsäure	Ethylacetat	Diacetyl	Brenzkatechin Farbstoffe der Cyanidinbiosidreihe, Monosaccharide, Pektine, Vit C, Schleimstoffe, Mineralstoffe
Orangensaft		Acetaldehyd Hexanal Hexenal Octanal Citral	Citronensäure		Carvon	Pektine, Vit C, Farbstoffe der Flavon- und Carotinreihe, Mineralstoffe, Invertzucker

Tab. 2a: Aldehydhaltige Fruchtsaftgetränke im Vergleich, nach K.-H. GÜNSTER und H. HENSCHEL (14)

schwierigkeiten auf der Ebene von Steroidhormonwirkungen führen. (29 - 70).

Aber auch die „Zink-Finger“ abhängige DNA-Bindungsstelle kann, wie bereits erwähnt, über Cystein- und/oder Histidinveränderungen den Zusammenbruch einer Steroidhormon-Regulation bedeuten.
Struktur, Funktion und Information hängen auf eine interessante Weise eng zusammen. Zu dem „endogenen“ Aldehydproblem kommt zusätzlich ein „exogenes“ Aldehydproblem durch aldehydhaltige Fruchtsaftgetränke hinzu. (Tab. 2 a)

III. Zur Chemie der Aldehyde, Ketone und Endiole

Aldehyde (dehydrierte Alkohole) besitzen eine Formylgruppe. In Ketonen (Carbonyl) dagegen sind an der Carbonylgruppe zwei Akoholgruppen gebunden. Bindet eine Methylgruppe an eine Alkylstelle, gelangt man zur Acetylgruppierung; und Enole entstehen schließlich aus Aldehyden oder Ketonen durch die Verlegung eines Wasserstoffatoms von einem Kohlenstoffatom zum Sauerstoff einer benachbarten Carbonylgruppe unter gleichzeitiger Verschiebung der Doppelbindung von C = O nach C = C. (12, 13).

Eine intramolekulare Wasserstoffverschiebung ist eine Tautomerie; z.B. Keto-Enol-Tautomerie. (12, 13).

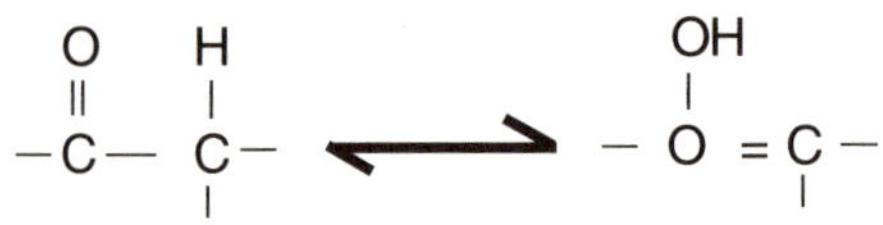

Keton Enol

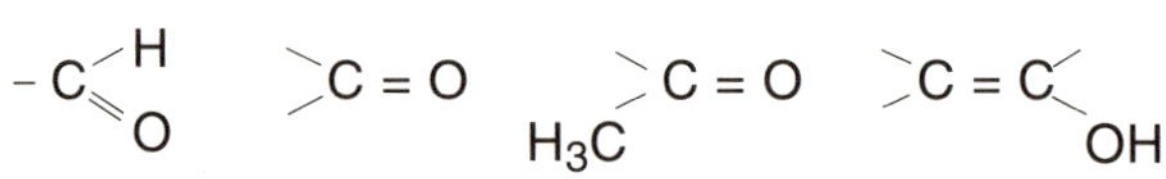

Formyl- Carbonyl- Acetyl- Enol-

Enole sind keine Alkohole, sondern entstehen vielmehr durch Reduktion, durch elektrophile bzw. radikalische Angriffe aus Aldehyden und Ketonen. Was im Zusammenhang des in dieser Arbeit angesprochenen Aldehydproblems steht, ist die Tatsache, daß die Carbonylgruppen von Aldehyden (Formylgruppen) und Ketonen die reaktivsten Kohlenstoffatome enthalten, die in der Natur vorkommen, durch die extreme Elektrophilie des Carbonylkohlenstoffs, der praktisch sich jedem Nukleophil in lebenden Systemen, z.B. OH-Gruppen aus Wasser; NH_2 -Gruppen aus Aminen; SH-Gruppen von Proteinen u.a., anlagert. (3, 12, 13).

Diese reaktive Elektrophilie wird erklärt mit der Annahme, daß das Elektronenpaar der C = O - Doppelbindung weitgehend am Sauerstoffatom lokalisiert ist. Aus diesem Grunde läßt sich auch diese Bindung als eine polare Grenzstruktur beschreiben: (12,13)

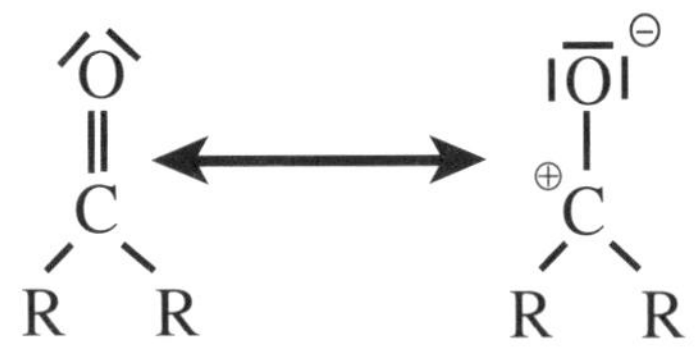

Der Sauerstoff trägt eine halbe negative und der Kohlenstoff eine halbe positive Ladung. Experimente und das rel. starke Dipolmoment des Acetaldehyds z.B. sprechen für diese Theorie. (3, 12, 13)

So ist das Dipolmoment des Acetaldehyds z.B. mit 9 x 10^{-30} Cm (= 2,7 D) viel größer noch als das des Wassers mit 1,8 D.
Eine weitere Besonderheit für die Reaktivität von Aldehyden ist, daß bei Deprotonierung CH-azider Verbindungen ein Kohlenstoff-Anion (Carbanion) entsteht, welches durch Mesomerie seine Ladung weitgehend auf den Sauerstoff der Carbonylgruppe übertragen kann, so daß Enolat- und Ketocarbanion keine Tautomere, sondern Mesomere darstellen. Es kommt zu einem tauto - mesomeren Phasensprung. (12, 13).

Die positive Partialladung des Carbonylkohlenstoffatoms führt, wie eingangs bereits erwähnt, zur Addition vieler nukleophiler Reagentien an die C = O - Doppelbindung. Trotz des elektronegativeren Sauerstoffs ist das Kohlenstoffatom aufgrund seiner Mesomerie so stark negativ, daß es mit einem positiv polarisierten Kohlenstoffatom der Carbonylgruppe des ursprünglichen Aldehyds oder Ketons zu einer Aldol-Addition, einer bekannten Synthesereaktion der organischen Chemie, reagieren kann. (3, 12, 13).

Auch biosynthetische Reaktionen im Metabolismus des Menschen (Fettsäurebiosynthese) gehen von der Aldol-Addition aus. Von besonderer ambivalenter biochemischer, aber auch pathobiochemischer Bedeutung ist die nukleophile Addition, die - wie bereits erwähnt - zu Schiff'schen Basen führt, zu cross-links und über SH-Gruppen-Addukte Enzymkatalysen, Stoffwechselregulationen, Genregulationen sowie die G-SH-Feinregulationen in Frage stellt. (7-16, 54, 69, 70).

Aldehyde sind auch in Form der Glukose die am häufigsten vorkommenden Reduktionsmittel der Natur. 4 - Hydroxynonenal und auch Aldehyde aus anderen Quellen (Tab.2) reagieren mit SH-Gruppen von Proteinen und Nicht-Proteinen.Es kommt zu Inaktivierung funktioneller Gruppen in DNA-Polymerasen, die konsekutiv zur erhöhten Fehlerhaftigkeit der DNA-Reparatur und zu lichtmikroskopisch sichtbaren Chromosomenaberrationen führen.

Aldehyde und Ketone sind in lebenden Systemen auch von photochemischem pathophysiologischem Interesse durch ihre langwellige UV-Absorption im Gebiet um 300 nm. Dabei handelt es sich um einen n - π *-Übergang, der zwar mit kleiner Intensität (ε ca. 10) abläuft, wobei jedoch der angeregte Zustand eine rel. lange Existenzzeit aufweist. (2).

Bei quantenphysikalischer Anregung geht ein Elektron des freien p-Elektronenpaares am Sauerstoff in ein höheres antibindendes Orbital des π-Elektronensystems der Carbonylgruppe über, die so Diradikalcharakter mit allen Konsequenzen für die jeweilige molekulare Umgebung in den verschiedenen Kompartimenten lebender Systeme erhält: (2, 3, 12, 13).

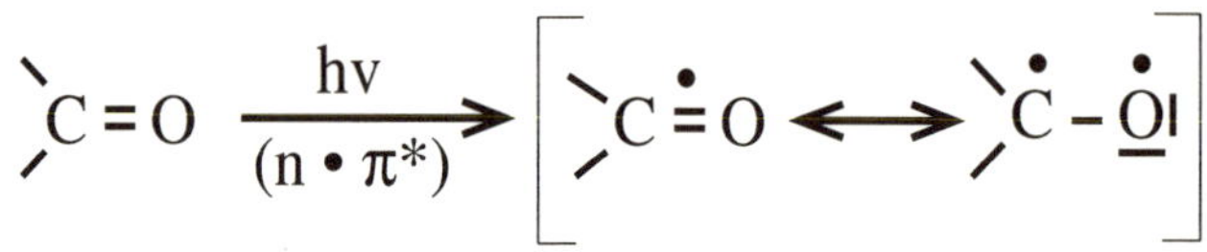

Dieses bei einer solchen Anregung gebildete „quasi Diradikal" kann dann auf verschiedenen Wegen weiterreagieren:

- 1.) Addition von H-Atomen (durch H - Abstraktion) oder von Elektronen.
- 2.) Addition von Olefinen zu Cycloaddukten.
- 3.) Alpha-Spaltung, d.h. C -C -Bindung, die der Carbonylgruppe benachbart ist; sog. NORRISH - Typ I - Spaltung.
- 4.) ß-Spaltung.
- 5.) Halogen-, Amino- und/oder Cyclopropylspaltung, d.h. Spaltung an einer Ringbindung.
- 6.) NORRISH Typ II- Spaltung. (2, 3).

Bei quantenphysikalischen (bzw. photochemischen) Molekülanregungen spielt die Elektronenverteilung in Form des Dipolmoments eine Rolle. Das Dipolmoment von Ketonen und Alpha-Beta-ungesättigten Ketonen ist im n - π*-Zustand kleiner als im Grundzustand. Das Sauerstoffatom reagiert dann nicht mehr elektrophil wie im Grundzustand, sondern nukleophil. Diese Eigenschaft n - π* -angeregter Carbonylverbindungen ist eine wichtige Konsequenz bei H-Abstraktionen, bei Photoreduktionen und bestimmt möglicherweise auch die Regioselektivität von Photoadditionen an Alpha-Beta-ungesättigten Ketonen. In π - π*- angeregten Ketonen ist die Elektronenverteilung nicht wesentlich anders als im Grundzustand. (2, 77).

IV. Das biologische Aldehydproblem. Biochemie und Pathobiochemie der Aldehyde in lebenden Systemen

Neben den relativ kurzlebigen "freien" Radikalen stellen Aldehyde in Abhängigkeit ihrer Molekularstruktur viel langlebigere, gut diffusible Molekül- und zelltoxische Substanzen dar, die aus verschiedenen Quellen im Organismus entstehen können. (Abb. 1 u.Tab. 2)

Wie bereits erwähnt, reagieren 4-Hydroxalkanale (HNE), Malondialdehyde (MDA) und/oder z.B. Acrolein unter milden Reaktionsbedingungen, wie sie in biologischen Kompartimenten vorkommen können, und bei rel. niedrigen Dosierungen mit zellulären und subzellulären Strukturen. (5-9, 15, 16, 69, 70).

Reaktionen mit NH_2 Gruppen, „cross-links", Thioletherbildungen mit G-SH, L-Cystein und anderen SH-Proteinen, Desaggregation von Omega-3-PUFA's u.a. sind auch unter physiologischen Milieubedingungen möglich und lassen verständlich werden, daß Aldehyde aus unterschiedlichen PUFA-Quellen (Tab. 2 und Tab.4) in Konzentrationen von 50-100 µM toxische Effekte ausüben, sowie Zellnekrosen, Mitochondrienzerstörungen, DNA- und RNA-Veränderungen und extreme Störungen der Proteinbiosynthese, zumal in Mikrosomen mancher Gewebe bis zu 1,5 mM Aldehydkonzentrationen gefunden wurden. (5-16, 54, 69, 70).

Relativ geringe Konzentrationen um 0,1 µM reichen aus, um Feinregulationen (Adenylat- u. Guanylat-Cyclasefunktionen; cAMP/cGMP-Verschiebungen; Phospholipase C; Phosphatidyl-4,5-Biphosphat-Regulation (PIP_2); die Calcium-Kinetik; das Redoxpotential) mit allen Konsequenzen für diese vernetzten Regelkreise empfindlich zu stören. Die Kohlenwasserstofflänge und damit die Fettlöslichkeit von Aldehyden geht der Toxizität wegen der lipophilen Membransituationen biologischer Kompartimente parallel.

Die Inaktivierung von Aldehyden wiederum ist an die Intaktheit einiger weniger Enzyme gebunden, so z.B. an die Aldehyd-Dehydrogenasen, Alkohol-Dehydrogenasen und vor allem auch an die verschiedenen Glutathion-S-Transferasen-Isoenzyme. Diese Art der enzymatischen Detoxifikation und die Tatsache, daß G-SH auch nicht-enzymatisch zur Entgiftung gebraucht wird, zeigt auch, wie eng die Aldehydentstehung und ihre Detoxifikation mit Störungen der Redoxpotential-

Omega-3-PUFA´s (22 : 6)	Omega-6-PUFA´s (18 : 2 und 20 : 4)	Omega-9-PUFA´s (20 : 3)
4-Hydroxyhexenal 4-Hydroperoxyhexenal 4,5-Dihdroxyheptenal	4-Hydroxynonenal (HNE) 4-Hydroperoxynonenal 4,5-Dihydroxydecenal	4-Hydroxyundecal 4-Hydroperoxyundecenal 4,5-Dihydroxydodecenal

Tab. 4

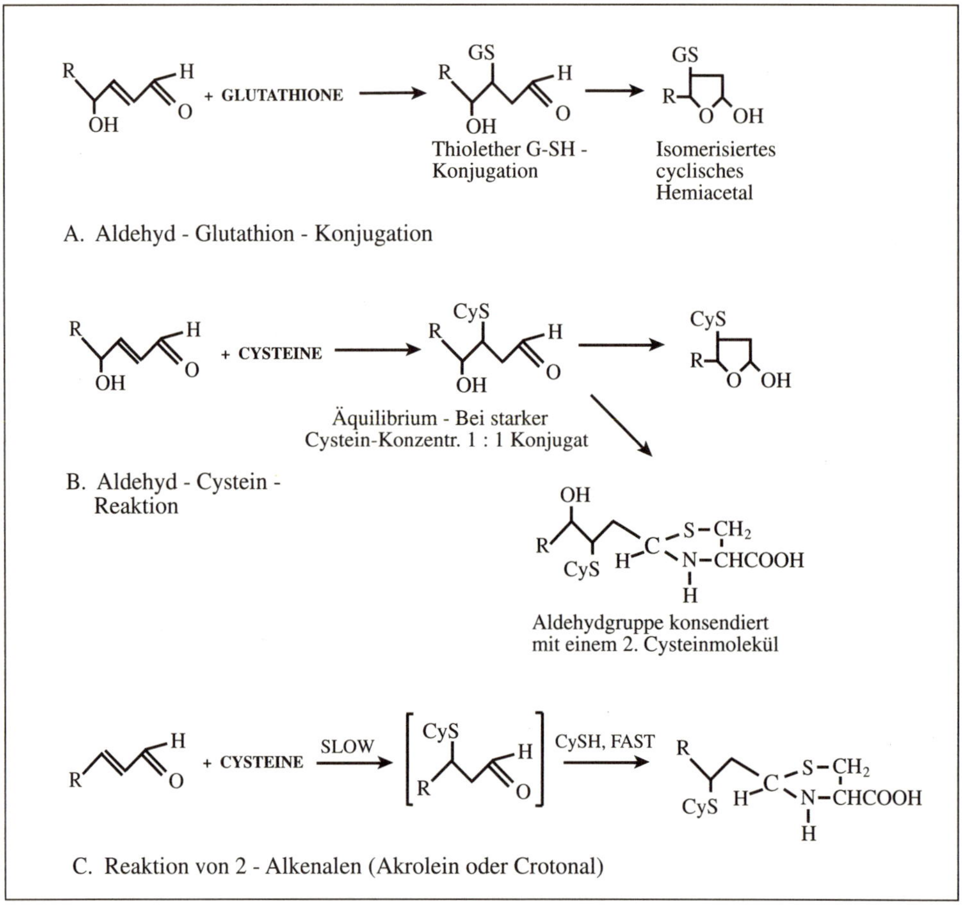

Abb. 5: Reaktionen der SH-Gruppen von Glutathion und Cystein mit 4-Hydroxyalkenalen oder 2-Alkenalen. Nach H. ESTER-BAUER, R.J. SCHAUR u. H. ZOLLNER (9).

regelung bzw. mit Störungen des Systems

G -SH $\rightleftharpoons$ gemischte Disulfide $\rightleftharpoons$ G-S-S-G verbunden sind. (70).

Die in der Leber hauptsächlich gebildeten HNE-Metabolite als G-SH-Konjugate sind in Abb. 5 dargestellt.

Von einer weiteren, mehr exogen-toxischen Bedeutung ist die Ozonkontamination der Großstadtluft bei bestimmten Wetterlagen mit Ozonkonzentrationen von über 100 bis 200 Mikrogramm/Kubikmeter.

Bioorganische Moleküle, Zellmembranen, Bronchial- und Alveolarepithel, vor allem die Phospholipide des Surfactant-Faktors, aber auch die Alveolarmakrophagen reagieren mit Geschwindigkeitskonstanten von 10^5 L/ mol/ s und führen nicht nur zu Ozoniden entsprechend der bekannten CRIEGEE-Reaktion, sondern auch zu Aldehyden, Peroxiden und Radikalen, wie Abb. 6 zeigt. (7, 36, 40, 43, 54, 63, 67, 69, 70, 72).

Eine synoptische Betrachtung der wechselwirkenden Zusammenhänge zwischen Radikalen, Xenobiotika, Lipidperoxidation, Aldehyden im Circulus vitiosus versucht vereinfacht die Abb.7 darzustellen.

In Tab. 4 a sind die antioxidativen Kriterien des Intravasal-Raumes dargestellt.

Antioxidative Kriterien im Intravasal-Raum:

- Redoxpotential bei pH 7,4 = - 210 mV (ggüb.Kalomel-Elektrode)
  (stark reduziernd) = + 30 mV (ggüb. Wasserstoff-Elektrode)
- Wenig G-SH (beim Menschen ca. 2,0 µM; bei der Ratte ca. 20 µM
- Askorbinsäure 50 - 200 µM
- NAD^+ ~ 55 mg/kg KG. NADH ~ 36 mg/kg KG (Ratte)
- $NADP^+$ ~ 5 mg/kg KG. NADPH ~ 3 mg/kg KG (Ratte)

Scavenger: (Serumproteine)

•• Fe-freies Transferrin. Lactoferrin. Haptoglobin (Hp-Hg-Komplexe)
Hämopexin (Häm Hp Komplexe). Ceruloplasmin (Cu-Bindung)
Albumin --> Cu-, Bilirubin- und Fettsäure-Bindung

Scavenger: (Antioxidative Enzyme)

•• Rel. wenig KAT, SOD und Px.

Scavenger: (fettlösl. Vitamine und Substrate).

•• Vit. E transportiert über Lipoproteine; ca. 0,75 - 0,95 mg/100 ml
•• Vit. A transportiert über RBG; ca. 40,5 - 44,9 µg/100 ml
•• Glukose 55 - 95 mg/100 ml. Cave Aldohexose Glykosylierung.
•• Harnsäure 2,5 - 6,5 mg/100 ml. Cave Oxidation zu Alloxan.
Harnsäure ist wie auch Glukose ein guter Hydroxyl-Radikal-Scavenger.

Scavenger: (ess. Spurenelement)

•• Selen Plasma: 80 - 120 ng/ml

Tab. 4a

V. SH-Gruppen und S-S-Bindungen als Struktur-, Funktions- und Informations-tragende Matrizen im enzymatisch geregelten Stoffwechsel lebender Systeme

Das strukturgebundene Redox- und Informationssystem

$$\text{R-SH} \rightleftharpoons \text{R-S-S-R}$$

besitzt außer der Rolle wichtige Aufgaben in den katalytischen und regulatorischen Funktionen vieler Enzyme in Form der SH-Gruppen als nukleophile Topi, sowie in Form der S-S-Bindung als strukturstabilisierendes, konformationsgebendes „Moment“ in allen Proteinen, Enzymmolekülen, Transport- und Strukturproteinen. (3, 47 - 9, 12,15, 16, 69 - 71, 76-79).

Von den in eukaryonten Zellen vorliegenden Thiol-Disulfid-Systemen ist neben proteinständigen Mono-, Di- sowie Polythiolen (Metallothioneine), Cystein-Cystin und Dihydrolipoat-Lipoat das G-SH - G-S-S-G - System von seinen physiologischen Zellkonzentrationen und der Anzahl von enzymatischen und nicht-enzymatischen Reaktionen das wichtigste. (4, 70).

Die Funktionen der SH-Gruppen von Proteinmolekülen variieren. Bei einigen Enzymen nehmen SH-Gruppen direkt an der Bildung des Enzym-Substratkomplexes (Thioesterbindung) teil. Bei anderen spielt in Abhängigkeit des umgebenden Redoxpotentials und des pH-Wertes die Thiol-Disulfidaustauschreaktion für die Katalyseregulation eine Rolle. Aber auch Disulfid-Dithiol-Interkonversionen haben Anteil an Elektron-, Proton- bzw. Wasserstofftransporten zwischen Enzym und Substrat, was sich auch in der sehr unterschiedlichen Beeinflußbarkeit der Enzymkinetik durch stationäre Magnetfelder zeigt. (19, 62).

SH-Gruppen partizipieren an der Enzymbindung von Substraten, Cofaktoren (wie Metallionen und/oder prosthetische Gruppen), also auch an der Bindung von Apoenzymen. Ein besonders interessantes Beispiel ist die Bindung von G-SH als Coenzym und Reduktionsäquivalent-Donator für die Selen-abhängigen Glutathion-Peroxidasen (Sel.-abh.-G-SHPx). (64,70).

„Last not least“ zeigt sich auch in der SH-Gruppe - strukturstabilisierend informativ - ihre Aufgabe in der stereochemischen Induktion und Ausbildung einer definierten dreidimensionalen Konformation des Enzymmoleküls als Voraussetzung seiner hohen selektiven Wirkungsspezifität.

Möglicherweise trägt die SH-Gruppe, so wie andere schwache Wechselwirkungen, über Wasserstoffoszillationen an quantenmechanischen Wechselwirkungen im Sinne von Wellenmustern und Feldentsprechungen bei, im Rahmen der En-

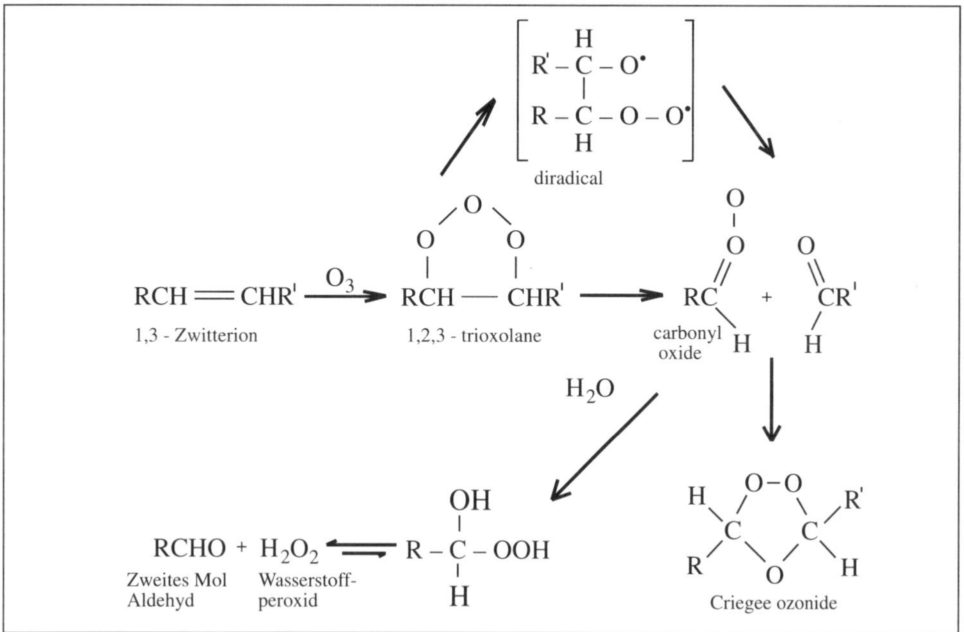

Abb.6: Reaktionsmechanismen des Ozons mit 1,2-disubstituierten Olefinen, wie PUFA´s im protonischen und nicht-protonischen Milieu. Nach W.A. PRYOR und D.F. CHURCH (72).

zym-Substrat-Komplexnäherung und Entfernung.

Interessant ist, daß viele Proteine, die S-S-Bindungen enthalten, keine SH-Gruppen besitzen und umgekehrt. Proteine, die beide aufweisen, sind relativ wenige, z.B. Serumalbumine, Papin, Ficin, Eialbumin und B-Lactoglobulin. (79).

Möglicherweise könnte die Koexistenz von SH-Gruppen und S-S-Bindungen über Thiol Disulfid Austauscho oino Strukturlabilität solcher Moleküle bedingen oder einen Katalyse-Schaltmechanismus darstellen. (79).

Das Serumalbumin z.B. besteht aus einer einzigen Molekülkette mit einer molaren Masse von 66.000 Dalton und enthält 17 S-S-Bindungen bei einer SH-Gruppe. Ein weiterer Grund, warum Proteinmoleküle weder so viele SH-Gruppen noch S-S-Bindungen enthalten, ist in der unterschiedlichen physikalisch-chemischen Umgebung gegebener Kompartimente zu suchen. Extrazelluläre Proteine besitzen in der Regel S-S-Bindungen und intrazelluläre Proteine SH-Gruppen, obwohl beide Kompartimente bei leicht unterschiedlichen pH-Werten ein vergleichbares, erheblich negatives Redoxpotential aufweisen. (70, 79).

Die Disulfidgruppe, (die man sich aus der Oxidation zweier L-Cysteine vorstellen kann) spielt sowohl als kovalente Bindung mit anderen Proteinketten (inter-

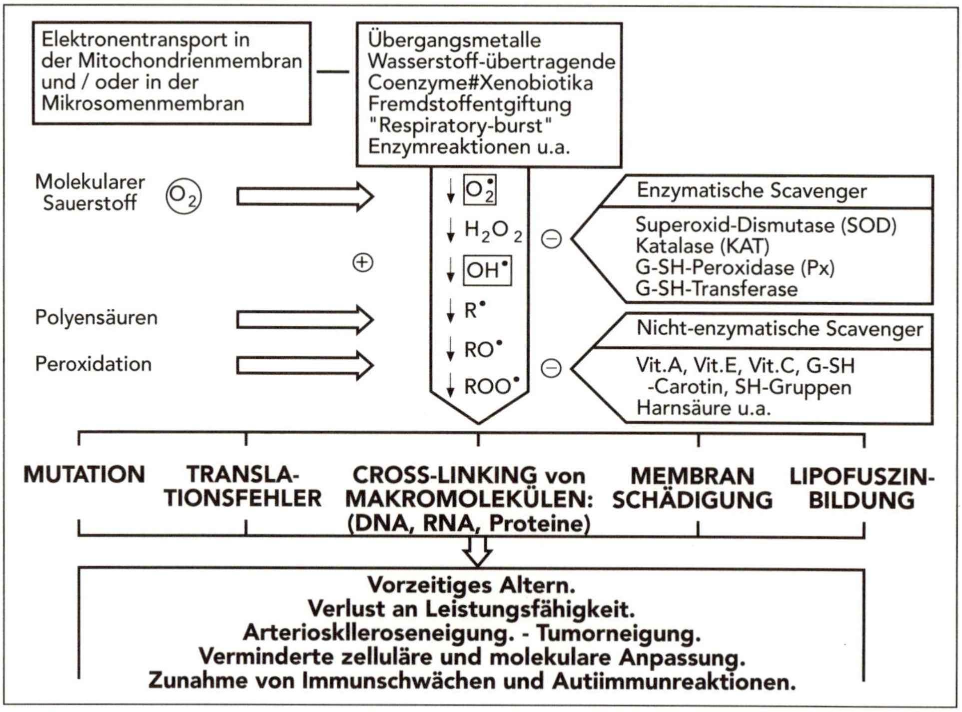

Abb. 7: Synoptische Betrachtung wechselwirkender Zusammenhänge beim "oxidativen Streß" und ihre möglichen Auswirkungen, nach G. Ohlenschläger

molekular) als auch innerhalb einer einzelnen Proteinkette (intramolekular) eine grundlegende Rolle für die dreidimensionale Raumerfüllung, für die Sekundär-, Tertiär- und Quartär-Struktur und damit weitgehend auch für die Funktion. (79).

• 1.) Intermolekulare S-S-Bindungen tragen zur Bildung und Stabilisierung der Quartärstruktur bei, wie Beispiele zeigen: A- u. B-Ketten des Insulins, Antikörper, Chymotrypsin u.a.
Der komplette Bindungsbruch an S-S-Brücken führt zum Verlust der dreidimensionalen Raumstruktur und oft zum Funktionsverlust des Proteins; (z.B. Ribonuklease, Desoxyribonuklease, Lysozym, Papain, Trypsin, Chymotrypsin u.a.). (79).

• 2.) Intramolekulare S-S-Bindungen, die zu „Molekülschleifen“ führen, partizipieren an der Bildung und Stabilisierung der Sekundär- und Tertiär-Struktur, (z.B. Pankreatische Ribonuklease, Eierlysozym, Pepsin, Serumalbumin, A-Kette des Insulins, verschiedene Peptidhormone u.a.).

Thiol-Disulfid-Redoxsysteme sind weitestgehend an vielen Zellstrukturen und Enzymregulationen beteiligt. Im einzelnen, um nur einige zu nennen:

- Aufrechterhaltung eines reduktiven Milieus gegenüber Strukturprotein- und Enzymprotein-ständigen SH-Gruppen.
- Stabilisierung der durch Disulfidbrücken bedingten drei-dimensionalen Raumstruktur.
- Hydrophile Wechselwirkungen.
- Mercaptal- und Hemimercaptalreaktionen.
- Transacylierung.
- Thiol- Disulfid-Austauschreaktion.
- Thiolestersynthese und Thiolhydrolyse-Reaktion.
- Metallsulfidbildung bzw. Metall-Thiolkomplexbildung u.a. (4, 70).

Eine moderne Sichtweise läßt in Kompartimenten lebender Systeme die nukleophilen SH-Gruppen als oszillierende dreidimensionale Topi definierter Feldstärken verstehen, während die Disulfidbrücken rel. starre struktur- und konformationstragende „Achsen“ mit definierter Dipolnatur in einer fluktuierenden Redoxpotential-Dynamik eines multivalenten enzymkatalysierten Stoffwechsels darstellen.

V. 1 Zur Reaktivität der SH-Gruppe:

Protein-SH-Gruppen lassen sich in 3 Typen einteilen: (79)
1.) Schnell reagierende SH-Gruppen.
2.) Rel. langsam reagierende SH-Gruppen.
3.) „Maskierte“ SH-Gruppen.

Die unter 1.) reagieren schnell, z.B. mit Nitroprussid und milden Oxidantien wie Ferricyanid, Porphyrinen und o-Jodosobenzoat. Die unter 2.) reagieren auch mit Nitroprussid, aber sonst nur mit stärkeren Oxidantien und mit Mercaptiol-bildenden Reagenzien, wie p-Mercuribenzoat und organischen Arsenverbindungen. Die unter 3.) reagieren nur nach partieller oder totaler Denaturierung unter Auflösung der Sekundär- und Tertiärstruktur. (79).

Die SH-Reaktivität nativer Proteine ist gewöhnlich schwächer als die einfacher Thiole (G-SH, Acetylcystein, L-Cystein, Alpha-Liponsäure) und erhöht sich mit zunehmender Denaturierung. Die Geschwindigkeitskonstanten für Ficin, Papain, Cystein und ß-Mercaptoethylamin betragen 7,5; 6,5; 0,43; und 0,3 M^{-1} sec^{-1}. (79).

Die SH-Gruppe von Papain reagiert mit Cyanat ca. 3000 x langsamer als die SH-Gruppe des Cysteins. Natürlich spielt das pH-Milieu neben dem aktuellen Redoxpotential eine wichtige Rolle. (Tab.5)
Im Vergleich zu dieser Tabelle sollen in der folgenden Tabelle Nr. 6 einige in der Biochemie wichtige Zeitbereiche angegeben werden. (Tab. 6)

SUBSTRAT bzw. ENZYM	$10^3 \times k$ ($M^{-1} \bullet sec^{-1}$)	
	pH 7,0	pH 8,5
Cysteine	3,2	45
Papain	2500	700
Hefe-Alkoholhydrogenase	32	10
Hefe-Glyceroaldehyd-3-Phosphat-Deh.	40	270
Laktatdehydrogenase	-	0,2

Tab.5: Geschwindigkeitskonstanten von Cystein und SH-Gruppen bestimmter Enzyme mit DL-alpha-Iodopropionsäure bei 25° C. Nach WALLENFELS und EISELE 1970 (78)

		Sekunden
Protonenübergang in H-Brücke	erfolgt innerhalb von	10^{-12}
Neutralisation ($H^+ + OH^-$)		10^{-11}
Ionenfluß durch Synapse		10^{-4}
Konformationsänderung in Proteinen und Membranen		$<10^{-3}$
Wasserstoffbrücke	zerfällt nach	$<10^{-9}$
Nucleotid Basenpaar AU		10^{-7}
Nucleotid Basenpaar GC		10^{-6}
Codon-Anticodon Komplex		$<10^{-3}$
Covalente Bindung		$>10^{-3}$
Enzymatische Katalyse	erfordert Mindestzeit von	$>10^{-5}$
RNA- und DNA-Polymerisation (pro Baustein)		$>10^{-3}$
Proteinbiosynthese (pro Aminosäure)		$>10^{-2}$
Zellteilung (E. coli)		10^{3}

Tab. 6: Zeitbereiche biochemischer Reaktionen nach M. EIGEN (6)

Die intramolekularen SH-Gruppen-Interaktionen können außer der Funktion strukturgebender Schleifen („Zink-Finger“ und Genregulation; Antikörperspezifität; Metallothioneinstrukturen; Hormonspezifitäten u.a.) auch z.B. Charge-Transfer-Complexe mit den Aminosäuren Tyrosin und Tryptophan bilden und sind in strukturgebende Wasserstoffbrücken eingeschaltet. (3, 37, 70, 74, 75).

Außerdem können SH-Gruppen mit Metallionen Chelatkomplexe für unterschiedliche biologische Funktionen bilden (Metallothioneine, Metalloenzyme, Detoxifikation und/oder Bevorratung von Metallen und Katalyse). Alle diese Regulationen vollziehen sich unter einem optimal eingestellten Säure-Basen-Haushalt, aber vor allem unter dem sich ständig dynamisch im Fließgleichgewicht einstellenden Redoxpotential über das

G-SH ⇄ gemischte Disulfide ⇄ G-S-S-G - System. (70).

Wichtig für dieses System der aktuellen Glutathion-Gewebekonzentration ist vordergründig zunächst die ausreichende Biosynthesekapazität über die beiden Enzyme:

1. γ-Glutamylcystein-Synthetase,
2. Glutathion-Synthetase, sowie die Bereitstellung der Aminosäuren: L-Glutamat, L-Cystein und Glycin als Präkursoren.

Danach ist grundlegend die Reduktionskapazität über die Glutathion-Reduktase und die Bereitstellung ausreichender Reduktionsäquivalente durch einen intakten Zellstoffwechsel.

Dieses System, das in der Zellgesamtregulation nur optimal funktioniert, wenn ein definierter Redoxgradient von G-SH : G-S-S-G wie ca. 400 :1 eingestellt ist, ist für die gesamte konzertierte Aktion aller SH-Gruppen-Enzyme und SH-Proteine, für Substratflüsse, Genregulation, DNA-Reparaturen, Proteinbiosynthese grundlegend und interagiert mit allen SH- und S-S-Bindungen sowie über Thiol-Disulfidaustausch-Reaktionen auf übergeordneter Ebene. Dieses System ist aber rel. anfällig gegenüber unterschiedlichen Noxen, "freien Radikalen", Xenobiotika u.a. (70).

V. 2 Die grundlegende Bedeutung des Glutathionsystems:

Im Zentrum der komplexen, konzertierten Aktion gegen aktivierte Sauerstoffstufen (ASS), gegen „freie" Radikale, gegen oxidativen Streß und damit gegen alle Erkrankungen, Intoxikationen mit Xenobiotika, gegen Strahlenschäden, vor allem aber auch bei Krebserkrankungen, steht die körpereigene Substanz, das Glutathion als reduziertes Glutathion (G-SH), die multifunktionelle Basis aller vitalen Zell-Leistungen, die wichtigste Grundlage der Lebens-, Anpassungs- und Arbeitsfähigkeit jeder Zelle.(Abb.8) (4, 70). Viele pathobiochemische Phänomene können das für alle Zell-Leistungen so wichtige negative Redoxpotential, das durch rel. hohe Konzentrationen an G-SH aufrechterhalten wird, empfindlich und nachhaltig stören.

G-SH kann:

1.) Als Scavenger bei Zuständen von Hyperradikalie und oxidativem Steß verbraucht bzw. oxidiert werden.
2.) Nicht ausreichend de-novo biosynthetisiert werden.

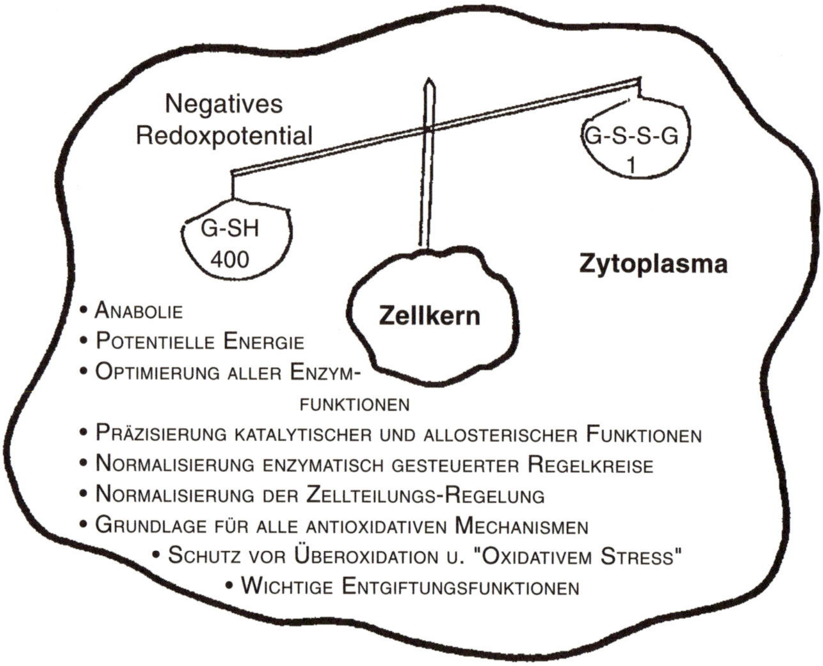

Abb. 8: Biologische Funktionen des reduzierten Glutathion im Überblick

3.) Aus Gründen von Enzymopathien und Stoffwechselstörungen nicht ausreichend reduziert werden.
(Oxidiertes Glutathion wird ja via Glutathion-Reduktase und Bereitstellung von NADPH zu G-SH reduziert, wobei die Reduktionsäquivalente entweder aus dem Pentosephosphatweg oder über Malatenzym und Isocitratdehydrogenase bereitgestellt werden).
4.) Als Konjugat- und Entgiftungsmolekül pharmakologisch, toxikologisch mit den Glutathion-S-Transferasen fungieren.
5.) In der oxidierten Form vermehrt aus dem intrazellulären Raum freigesetzt werden. (70).

Das reduzierte Glutathion (G-SH) ist für folgende Zell- und Lebensfunktionen von grundlegender Bedeutung:

A) Einstellung und Erhaltung eines optimalen intrazellulären Redoxpotentials für alle Zellen.
B) Optimale Arbeitsfähigkeit aller Enzymreaktionen, wodurch allein ein physiologischer Zellstoffwechsel garantiert wird.
C) Struktur-und Funktionsoptimierung durch zentrale Regulationsfunktion im G-

SH und G-S-S-G - Metabolismus.

D) Funktionsoptimierung für strukturgebundene Enzyme, für Membran-Carriermechanismen, für Funktionen und allosterische Selektivität aller Zellrezeptoren.

E) Sicherung und Erhaltung einer pysiologischen Zellteilung und Proteinbiosynthese und damit Verhinderung maligner Zelltransformationen.

F) Regulation und/oder Regulationsnormalisierung der komplexen Raum-Zeitmuster aller Zellwachstums- und Zelldifferenzierungs-Prozesse auf genetischer und enzymatischer Ebene.

G) Verhinderung der allen Krankheiten zugrunde liegenden Lipidperoxidationen durch die zentrale Funktion im Redoxstoffwechsel und durch die unumgängliche Bereitstellung von Reduktionsäquivalenten als wichtigste Funktionsvoraus-setzung der Selen-abhängigen Glutathion-Peroxidasen.

H) Cofaktor und Reduktionspotential vieler Entgiftungsenzyme, so z.B. H,1) der Glutathionyl-S-Transferasen mit ihrer breiten überlappenden Substratspezifität für viele Xenobiotika, im einzelnen:

H,1.1) Glutathionyl-S-epoxidtransferasen,

H,1.2) Glutathionyl-S-aryltransferasen,

H,1.3) Glutathionyl-S-alkentransferasen.

H,2) Optimierung der mischfunktionellen Oxygenasen (4,70).

I) Entgiftung toxischer Schwermetalle durch Chelatbindung.

J) Funktionsbereitstellung von fast allen nicht-enzymatischen Scavengern durch Renaturierung ihrer antioxidativen Potenz; Verhinderung und Terminierung radikalischer Kettenreaktionen durch die zentrale Rolle des G-SH im gesamten oxidativen Stoffwechsel.

K) Durch die Ermöglichung einer breiten Entgiftungspalette vor allem kanzerogener Fremdstoffentgiftung, wodurch eine wesentliche Prävention von Krebserkrankungen möglich wird. (4, 70).

V. 3 Entgiftung durch Glutathion:

G-SH ist dreifach in die Biotransformation von Xenobiotika eingeschaltet:

I. Spontane Bildung von Addukten mit elektrophilen Verbindungen, denn G-SH ist nukleophil.

II. Adduktbildung unter Beteiligung einer G-SH-Transferase:

Weil die Substratspezifität von G-SH-Transferasen gering ist, können Fremdstoffe unterschiedlicher Molekularstrukturen und ihre Metaboliten mit Transferasen reagieren. Primäre Addukte werden in der Niere oder in der intestinalen Mukosa durch γ- Glutamyltransferasen weiter umgesetzt. Der Glycinanteil wird durch Peptidasen gespalten. Durch N-Acetylierung entsteht als Endprodukt Merkaptursäure. Merkaptursäuren sind gegenüber ihren Ausgangsprodukten stärker polar und werden deshalb leichter im Harn ausgeschieden.

Bei toxischen elektrophilen Verbindungen konkurriert die Koppelung an G-SH mit der kovalenten Bindung an andere Zellbestandteile, wie z.B. DNA, und wirkt somit häufig entgiftend.

III. Reduktion von Peroxiden und organischen Peroxiden durch die G-SH-Peroxidasen unter Bildung des Disulfids G-S-S-G. (7-16, 70).

Durch das Glutathion-Redoxpotential (E = -0,23 V) und durch die physiologisch hohen Konzentrationen von G-SH in allen Zellen wird der Thiol-Disulfid-Status aller bioorganischen Moleküle, die Cysteinbausteine enthalten, regelnd beeinflußt. (4, 70).

Die Thiol-Disufid-Austauschreaktion

$$R_1SH + R_2\text{-}S\text{-}S\text{-}R_2 \rightleftharpoons R_1S\text{-}SR_2 + R_2SH$$

ist nicht nur eine bekannte, relativ häufige und schnelle Reaktion, die auf der Reaktivität des Thiolat-Anions beruht, sie zeigt auch extrem deutlich den engen Zusammenhang zwischen Struktur und Funktion bzw. dreidimensionaler Raumerfüllung und selektiver Reaktionswahrscheinlichkeit.

Gemischte Disulfide können SH-Gruppen in Funktions- und Strukturproteinen maskieren und vor unerlaubten Oxidationen schützen, ohne eine tiefgreifende Konformationsänderung herbeizuführen. Proteingebundene Disulfide sind in Abhängigkeit von den umgebenden chemischen Gruppen weniger reaktiv und stabiler als Thiole, es sei denn stärkere Reaktionen oder spezifische Enzyme reagieren mit ihnen.

Zu solchen Disulfid-verändernden Reaktionsbedingungen gehören: Photolyse, "freie" Radikalreaktionen (elektrophile oder nukleophile Spaltung), aber auch höhere Konzentrationen an Thiolen mit stärker negativen Redoxpotentialen.

Das System

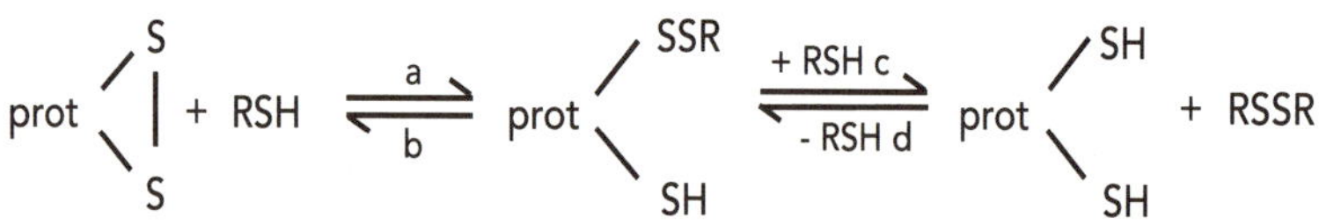

stellt nicht nur ein leicht verschiebbares und reversibles Redoxsystem für grundlegende intrazelluläre Regulationsprinzipien dar, sondern kann auch auf diese Weise wichtige Regulatorproteine schützen und sie quasi im „stand-by“ in ihrer funktionellen Bestimmung belassen. (4, 7 -16, 70).
So bestimmen die physikochemischen Eigenschaften der Thiol/Disulfid-Redoxsysteme weitgehend die vielfältigen Reaktionen intrazellulärer Kompartimente,wie z.B:

- Aufrechterhaltung eines reduktiven Milieus gegenüber strukturprotein- und enzymprotein-ständigen SH-Gruppen.

- Stabilisierung der durch Disulfidbrücken bedingten Protein-Raumstrukturen; hydrophile Wechselwirkungen.
- Alkyl- und Arylsubstitution.
- Nukleophile Additionsreaktionen.
- Mercaptal- und Hemimercaptalreaktionen.
- Transacylierungen.
- Thiol-Disulfidaustauschreaktionen.
- Thiolestersynthesen und Thiolesterhydrolysereaktionen.
- Metallsulfidbildung bzw. Metall-Thiolkomplexbildung. (4, 70).

So gesehen gewinnt dieses „Redoxpotential-Verschiebesystem“ eine wichtige Bedeutung - vor allem auch bei einer pathologischen Überflutung einzelner Kompartimente mit elektrophilen Aldehyden - in den Prozessen der Proteinfaltung, der dreidimensionalen Strukturoptimierung von Enzymen und ihren allosterischen Beeinflussungsmöglichkeiten und damit auch letzten Endes an allen Enzym- und Stoffwechselreaktionen der Zelle . (4, 70).

Zur Sicherstellung wichtiger Zellfunktionen stellt in allen Säugetierzellen neben proteingebundenen Thiolen (Enzyme mit Glutathion-Coenzymbeteiligung) G-SH den bedeutendsten Pool leicht verfügbarer SH-Gruppen dar. Neben der Neusynthese von Thiolen aus endogenen oder exogenen Präkursoren (Cystein, Methionin, Cysteinylglycin, Cystathion u.a.) kommt der enzymatischen und nichtenzymatischen Thiolgeneration durch entsprechende Reduktionsäquivalente , die permanent im intakten Stoffwechsel anfallen (NADH, NADPH), eine bedeutende Rolle zur Aufrechterhaltung des intrazellulären Thiolstatus zu. Zur Abwehr aktivierter Sauerstoffstufen dienen Thiole als Cofaktoren (Sel. abh. und Sel.unabh. Glutathion-Peroxidasen) oder als Bindungspartner für elektrophile organische Verbindungen und Radikale (G-SH-S-Transferasen) oder aber auch als Reaktionspartner in Redoxkaskaden mit α-Tokopherolen, Carotinoiden, Askorbinsäure und Flavonoiden.

Aufgrund ihres Redoxpotentials können Thiole zahlreiche Zellbestandteile und wichtige bioorganische Moleküle reduzieren bzw. im reduzierten Zustand halten, z.B. Enzyme, Struktur- und Transportproteine, Peptide, Aminosäuren, Chinone u.a.

Thiole partizipieren an Radikalreaktionen und addieren sich kovalent an α- und ß-ungesättigten Carbonylgruppen. Sie autoxidieren in Gegenwart von Katalysatoren, wie z.B. Metallionen oder Metallkomplexen, rel. leicht. Eine solche Autoxidation wird vom pH, vom Sauerstoffpartialdruck und von der chemischen Natur des Thiols bestimmt. Auch ohne Katalysatoren reagieren freie Thiole leicht mit Wasserstoffperoxid und mit Aldehyden. Ihre Photooxidierbarkeit in wässrigen Lösungen verläuft über die durch Radiolyse gebildeten Sauerstoffradikale. Eine strahlungsinduzierte Bildung „freier“ Radikale in Gegenwart von Sauerstoff und deren modifizierende und/oder denaturierende Wirkung auf Lipide, Enzyme oder DNA kann durch freie Thiole antagonisiert werden. G-SH und andere Thiole reagieren mit „freien“ Radikalen unter Bildung von Thiyl-Radikalen, die in Diradikalreaktionen zu G-S-S-G umgewandelt und so auch neutralisiert werden. Sie reagieren jedoch auch leicht mit anderen Nukleophilen. (7- 16, 68 -70, 78).

Der Anteil der S-S-Bindung zur Strukturstabilität von Proteinmolekülen ist von Molekül zu Molekül wechselnd. In den meisten Fällen jedoch hat die S-S-Bindung wichtige konformative Aufgaben für den biologischen Auftrag eines Moleküls, seien es Enzyme, Hormone, Immunglobuline oder Struktur- oder Transportproteine.

Allerdings können S-S-Bindungen dynamische Aufgaben erfüllen, z.B. inaktiven Zentren oxidativer Enzyme (Lipoamid-Dehydrogenase u.a.). Die S-S-Bindung solcher Enzyme nehmen Teil am Elektronen- und Protonentransfer von Substrat zum Akzeptor mit Tendenzen oszillierender Umkehrreaktionen.

Nirgendwo in lebenden Systemen ist Struktur, Funktion und Information; strukturchemische und biophysikalische Problemorientierung; gebundene potentielle Energie; Werden und Vergehen; Regulation und Dysregulation; resonatorische Stabilität und System-Kippfähigkeit enger verknüpft, als in dem Redoxsystem:

$$\text{SH-R} \rightleftharpoons \text{R-S-S-R}$$

bzw. dem interferierenden übergeordneten Redoxschwingkreis:

$$\text{G - SH} \rightleftharpoons \text{G - S - S - G}$$

im Hinblick auf die beiden lebenserhaltenden, lebensspendenden und lebenszerstörenden Prinzipien - Reduktion-Oxidation - bzw. Nukleophilie-Elektrophilie.

VI. Quantenmechanische Betrachtungen zur chemischen Reaktivität:

Reaktivitätsindices und Reaktivitätstopi innerhalb unterschiedlich oszillierender Atomgruppen in einem Molekül unterliegen wegen der extrem statischen Betrachtung von Molekularstrukturen und den extrem kurzen und unterschiedlich schnell ablaufenden 1-Elektronen-Übergängen (radikalischen, paramagnetischen Übergängen) als primäre Wahrscheinlichkeitswellen hin zur meßbaren Begrenzung im Teilchencharakter, trotz Näherungsversuche an eine vorübergehende molekulare Wirklichkeit, erheblichen Quantenunsicherheiten. (37).

Möglicherweise sind alle chemischen Reaktionen 1-Elektronenübergänge, da ja gerade das paramagnetische Moment des Elektroneneigenspins den Charakter des eigentlichen Quantensprunges ausmacht, und für die Komplexität des Stoffwechsels biologischer Systeme ist ein solches Phänomen des Austretens aus mehrdimensionalen Hilperträumen und der Verwandlung einer Wahrscheinlichkeitswelle zum vorübergehend meßbaren Korpuskel, die vermeintliche Wirklichkeit des biologischen Seins im Werden zu vergehen. (37) Sie begründet auch - „Seinsgemäß“ und thermodynamisch die Irreversibilität der Zeitachse im Werden und Vergehen lebender Strukturen. Eine „grandiose“ Dialektik; alles zu sein und nichts zu werden, sowie alles zu werden und nichts zu sein.-

In grober Näherung lassen sich die Möglichkeiten eines Stoffes ja als Bereitschaft von Molekülen zu Wechselwirkungen mit verschiedenen Partnern unter verschiedenen Bedingungen darstellen und verstehen.

So möge die Elektronendichte q_r (1.)

$$q_r = \Sigma_i\, n_i\, c^2_{ir}$$

Aussagen über die bevorzugten Angriffsorte von polaren Reagenzien ermöglichen, denn Angriffe von Nukleophilen (oder Elektrophilen) sollten an Orten niedrigster (oder höchster) Elektronendichte erfolgen. (17, 74).
Auch könnte für eine Serie von Verbindungen die Reaktionsgeschwindigkeit eines nukleophilen Angriffs mit der Zunahme des Wertes der Elektronendichte des Reaktionszentrums fallen, bzw. bei einem elektrophilen Angriff wachsen.

Ein Maß für die Festigkeit kovalenter Bindungen könnte die Bindungsordnung p_{rs} (2.) sein (17, 74),

$$p_{rs} = \Sigma_i\, n_i\, c_{ir} C_{is}$$

die die Elektronenaufenthalts-Wahrscheinlichkeit zwischen benachbarten Zentren angibt.

Diese Festigkeit könnte der homolytischen Bindungsdissoziations-Energie proportional sein und möglicherweise mit ihren höchsten Werten die Bindungen im π -System eines Moleküls angeben, welche elektrophile Additionen rel. leicht ermöglichen. (17, 74).

(3.) Molekulare Reaktivitäten gegenüber Radikalen könnten auch mit der freien Valenz F_r korrelieren.

$$F_r = \sqrt{3} - \Sigma\, p_{rs}$$

Diese Größe wäre dann die Differenz zwischen der Summe, der von einem Topus, von einem Zentrum ausgehenden maximal möglichen Bindungsordnungen und der Summe der „tatsächlich“ realisierten Bindungsordnungen, die für ein π-System sich der obigen Formel nähern würden. (17, 74).

Denn je höher die freie Valenz eines Topus, eines Zentrums, umso stärker besteht die Tendenz, daß die Elektronendichte für Wechselwirkungen „nach aussen“, also für intermolekulare Wechselwirkungen zu Verfügung steht.

(4.) Geht man davon aus, daß im Atom als wesentlich für elektronische Veränderungen chemischer Reaktionen, die im Energieschema des Atoms als besetzte AO die höchste und als unbesetzte AO die tiefste Energielage haben (- diese AO gehören in den ersten drei Perioden dann jeweils zu der gleichen Hauptquantenzahl -), kann man analog dazu in Molekülen das höchste besetzte Molekülorbital (HOMO) und das tiefste unbesetzte Molekülorbital (LUMO) als die Valenzorbitale des Moleküls ansehen. Man spricht in der Literatur auch von Grenzorbitalen (frontier orbitals; FO). (17, 74).

Bei Wechselwirkung eines Moleküls mit einem Akzeptor wird die Reaktions-Bereitschaft davon abhängen, wie leicht es ein Elektron bzw. auch ein Elektronenpaar zur Verfügung stellen kann. Die Donorfähigkeit eines Moleküls ist umso höher, je höher sein HOMO liegt, denn es besteht eine rel. gute Korrelation der Lage des HOMO mit den Ionisationspotentialen, (Abb.9) den Oxidationspotentialen und den Wellenzahlen der Charge-transfer-Banden von EDA-Komplexen bei gegebenem Akzeptor.

Bei Wechselwirkung eines Moleküls mit einem Donor hängt die Reaktivität von seiner Bereitschaft ab, ein Elektron bzw. ein Elektronenpaar aufzunehmen, das bedeutet von der Energie seines LUMO. Die Akzeptorfähigkeit des Moleküls wird umso höher sein, je niedriger sein LUMO liegt, denn entsprechend korreliert auch die Energie der LUMO mit den Elektronenaffinitäten, (Abb.9), den Reduktionshalbstufenpotentialen und Wellenzahlen der Charge-transfer-Banden von EDA-Komplexen bei gegbenem Donor. (17, 74).

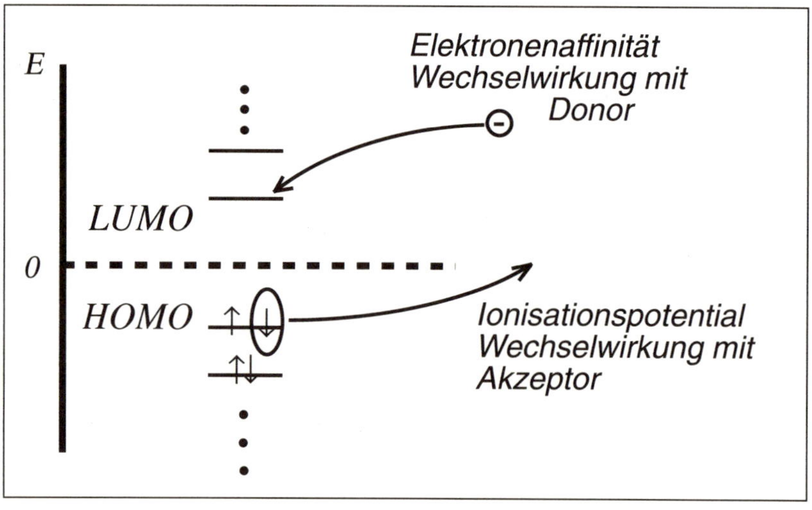

Abb. 9: Bedeutung der Grenzorbitale, nach G. HEUBLEIN (17)

VII. Radikalische Beeinflussungen von Enzymstrukturen und Enzymfunktionen:

Neben dem aus sehr unterschiedlichen Gründen entstehenden „oxidativen Streß“ in vivo, sind in der Literatur viele Radikale-erzeugende in vitro Systeme, die zu Protein- und/oder Enzymveränderungen und Enzyminaktivierungen führen, beschrieben. Tab. 7 zeigt die verwendeten Systeme zur radikalisch induzierten Proteinmodifikation auf. (75, 76, 81).

In Tab. 8 sind die Enzyme aufgelistet, ihre Herkunft und die beobachteten Veränderungen, die durch definierte radikal-erzeugende Systeme inaktiviert wurden. Im Hinblick auf die Fe^{II}-Bindung an Metall-bindende Enzymregionen kommt es zu Fe^{II}-Enzymkomplexen (oder auch zu Cu^{I} -Komplexen), die mit Peroxiden unter Bildung von OH^{-} - Radikalen reagieren.

Bestimmte Aminosäuren (L-Cystein, L-Histidin) im aktiven Zentrum von Enzymen scheinen bevorzugte Angriffsorte für radikalische Reaktionen zu sein, wie auch an

No.	System
1.	NAD(P)H oxidase/NAD(P)H/O_2/Fe(III)
2.	Xanthine oxidase/xanthine/Fe(III)/O_2
3.	P450/P450 reductase/Fe(III)/NADPH/O_2
4.	P450 cam/putida redoxin/redoxin reductase/NADH/O_2
5.	Ascorbate/Fe(III)/O_2
6.	Ascorbate/Cu(II)/O_2
7.	Ascorbate/Fe(III)/O_2/EDTA
8.	Fe(II)/O_2
9.	Fe(II)/H_2O_2
10.	Cu(II)/H_2O_2
11.	Myeloperoxidase
12.	Peroxidase/ferredoxin/H_2O_2
13.	Glucose oxidase/ferredoxin/glucose/O_2
14.	Peroxidized lipids/Cu(II)O_2
15.	Peroxidized lipids/Fe(III)O_2
16.	RSH/O_2/Fe(III)
17.	Microsomes/O_2/NADPH
18.	Microsomes/O_2/Fe(III)/EDTA
19.	Hemin/RSH/O_2
20.	H_2O_2 (metal assumed to be present)
21.	Horseradish peroxidase/O_2/glucose/glucose oxidase

Tab. 7: Systeme, die eine Proteinveränderung katalysieren, nach E.R. STADTMAN (78)

Protein	Source	A	B
Acetyl CoA hydrolase	Rat liver	5,6	a
Acetylcholine esterase	Horse serum	6	a
Albumin	Bovine serum	1	a
Albumin	Bovine serum	14,15	i,l
Albumin	Bovine serum	5,7,8	c
Alkaline phosphatase	Bovine kidney	6	a
Alcohol dehydrogenase	Yeast	1,3	a
Alcohol dehydrogenase	Horse liver microsome	17,18	a
Carbamoyl-P synthetase	Rabbit liver	5	a,c
Catalase		6	a
Chymotrypsin	Bovine pancreas	21	b
Chymotrypsinogen	Bovine pancreas	8	c
Creatine kinase	Rabbit muscle	1,3	i, l
Crystallins	Bovine lens	5,6	i,j,d,h
Crystallins	Bovine lens	8	j
Enolase	Yeast	1,3,5	a,l,c
Fructose-1,6-biphosphatase	Yeast	1,7	a,c
Glucose-6-P dehydrogenase	Bovine adrenals	7	a,c,f
Glucose-6-P dehydrogenase	Rat liver microsomes	17	a
Glutamine synthetase	E. coli	1,2,3,4,12,13,16	a,b,c,d,f,i,l
Glutamine synthetase	Rat liver	1,3	a,c
Glutamine synthetase	N. crassa	5,9	a
Glutamine synthetase	A. crococum	9	a
Glutamic dehydrogenase	N. crassa	7	a
Glyceraldehyde dehydrogenase	Rabbit muscle	1,3	a,l
Glyceraldehyde-3-P-acyltransferase	Liver microsomes	14,15	a
Hexokinase	Rabbit reticulocytes	5	a
Heme binding protein	Rabbit serum	19	i
Lactic dehydrogenase	Rabbit muscle	1,3,5	a
Lactoperoxidase	Bovine	20	a
Leucyl-t-RNA synthetase	Rat liver	5,7	a,f,k
Lysozyme	Egg white	5,8	a,c
Mucus glycoprotein	Overian cysts	10	i,g,b
Myelin			
Myoglobin	Whale	19	i
Myosin	Muscle	10	b,i,g
Ornithine decarboxylase	Rat heart	2	a
6-Phosphogluconate dehydrogenase	Rat liver	5	a
Phosphoglucomutase	Rabbit muscle	1,5	a
Phosphoglycerate kinase	Yeast	1,3,5	a,c,f,l
Phosvitin	Hen yolk	8	c
α-1-Proteinase inhibitor	Human plasma	2,7,11	a,e
Pyruvate dehydrogenase	Rabbit muscle	1,3,5,6	a
Superoxide dismutase	Bovine erythrocytes	20	a,b
Ribonuclease A	Bovine pancreas	1,7,8	a,c
Ribonuclease B	Bovine pancreas	1,7,8	a,c
Tyrosyl-t-RNA-synthetase	Rat liver	5	a,f

A = Radical-Generating System: The numbers refer to the MCO systems listed in Table 1.
B = Observed Modification. The letters refer to the following types of modification: (a) loss of catalytic activity; (b) amino acid modification; (c) carbonyl group formation; (d) increase in acidity; (e) conversion of methionine residues to methionine sulfoxide

Tab. 8: Proteine, die durch Metallionen-katalysierte Reaktionen verändert werden, nach E.R. Stadtman (78)

der Glutathion-Synthetase gezeigt werden konnte. (78).

An vielen Aminosäuren kommt es zu Metallionen-katalysierten radikalischen Modifikationen, wie Tabelle Nr. 9 zeigt.

Die dabei und bei dem Phänomen der Lipidperoxidation entstehenden α-ß-ungesättigten Alkenale bilden, wie bereits besprochen, stabile kovalente Thiolether mit funktionell wichtigen SH-Gruppen und/oder Schiff´sche Basen mit Aminogruppen von Proteinen oder Purin- und Pyrimidinbasen unter Struktur- und Funktions-Deletion. Der Malondialdehyd induziert "cross-links" an helikalen Strukturen, an DNA- und Bindegewebshelices. (5, 9, 78).

Pathobiochemisch besonders kritisch sind die durch permanente Hyperglykämie beim Diabetes entstehenden Amadorikörper, Endiole und radikalischen Folgereaktionen. Radikalisch veränderte Proteine und Peptide unterliegen einer bis zu 50 x schnelleren enzymatischen Desaggregation durch peptische Enzyme, wie Trypsin, Chymotrypsin, Subtilisin, Cathepsin D und Calpain.

Während alle Aminosäuren einer radikalischen Veränderung unterliegen können, führen die durch energiereiche Strahlen ($>10^3$ eV) initiierten Radikalreaktionen bevorzugt zu Veränderungen an den essentiellen Aminosäuren: Tyrosin, Phenylalanin, Tryptophan und Methionin sowie an den nicht-essentiellen Histidin und Cystein. Die Metallionen-induzierten Aminosäureveränderungen verlaufen bevorzugt ab an Histidin, Prolin, Arginin, Cystein, Lysin und seltener an Methionin. (5, 9, 78).

Von besonderer pathobiochemischer Konsequenz sind die L-Cysteinveränderungen nicht nur für die über Glutathion ablaufende Redoxregulation aller intrazellulärer

Protein	Carbonyl Groups Formed nmol/mg Protein	
	- EDTA	+ EDTA
Glutamine synthetase	13.9	2.7
Glucose-6-P dehydrogenase	30.0	75.0
RNA´ase - A	1.0	6.5
Lysozyme	1.5	3.9
Collagen (calf skin)	8.0	19.0
Bovine serum albumin	0	26.6

Reaction mixture contained: phosphate buffer, 50 mM; KCl, 90 mM; $MgCl_2$, 10 mM; ascorbate, 25 mM; Fe(III),100 μM; 1.0 mg Protein/mL; and, where indicated, 1.0 mM EDTA. After gentle shaking in air for 30 min at 30°C, the carbonyl content was

Tab. 9: Beeinflussung der Protein-Oxidation durch EDTA, nach E.R. STADTMAN (78)

Enzyme, sondern auch wegen der Zerstörung der Metallothioneine, intrazelluläre Proteine mit einem mindestens 30 %-igen Cysteinanteil, die sowohl die Bevorratung essentieller Spurenelemente als auch die Detoxifikation toxischer Schwermetalle bewirken.

VIII. Epikrise:

Lebende Systeme sind die am stärksten komplexen Systeme dieses Planeten. Komplex, nicht-linear, zur Zukunft hin immer schicksalhaft offen, indeterminiert, indeterminierbar, fern vom thermodynamischen Gleichgewicht.

Die in diesen Systemen ablaufenden ordnungsbildenden und ordnungserhaltenden Prozesse werden durch die Biologische Oxidation gemäß dem II. thermodynamischen Hauptsatz für eine Individuallebensspanne aufrecht erhalten. (37, 45).

Radikal-Reaktionen, Radikal-Kettenreaktionen, Reaktionen elektrophiler Verbindungen, wie Aldehyde aus unterschiedlichen Quellen, aktivierte Sauerstoffstufen, Halogene, Enzymopathien und Enzymopenien antioxidativer Enzyme (SOD, CAT, GS, GR, GPx, G-6-PDH u.a.), Quantenunsicherheiten führen zu Struktur- und Regulationsänderungen im Zellstoffwechsel und an subzellulären Strukturen durch Bindungsbrüche, Enzymkonformationsänderungen, Aldehydaddukte, „cross-links", Thiolether mit SH-Gruppen und vor allem zum Zusammenbruch der Redoxgrund-Regulation, die durch das Glutathionsystem für die Konformation fast aller Proteine (Genregulationen, Reparaturenzyme, Proteinfunktionen im weitersten Sinne) gewährleistet wird. (37, 70).

Alle diese einer dynamischen Ordnung lebender Systeme entgegensteuernden Mechanismen sprechen für die Theorie der « Selbstorganisierten Kritizität » (SK) in diesen Systemen. (1). Nach der Theorie der SK entwickeln sich viele zusammengesetzte Systeme von selbst zu einem Zustand hin, in dem bereits ein unscheinbares Ereignis eine Kettenreaktion auslösen kann, die beliebig viele Elemente eines Systems beeinflussen können, besonders wenn es sich um heterogen aufgebaute bzw. heterogen zusammengesetzte Systeme handelt. (1, 37).

Obwohl in komplexen Systemen öfter auch lokal begrenzte Ereignisse Katastrophen induzieren, so sind dennoch Kettenreaktionen jeden Ausmaßes ein integraler Bestandteil ihrer Dynamik.
Vor allem, da ja komplex zusammengesetzte Systeme, wie alle lebenden Systeme sich nie im Gleichgewicht befinden, sondern von einem metastabilen Zustand hin sich zum nächsten bewegen. (1, 37).

Komplexen Systemen ist systemimmanent das l/f - Rauschen (Flackerrauschen), was anzeigt, daß die oszillierende Dynamik des Systems stark durch vergangene Ereignisse (physische und psychische Stigmata) beeinflußt wird, dagegen läßt „weißes Rauschen“ als reines Zufallssignal erkennen, daß zwischen gegenwärtigen und vergangenen Ereignissen keinerlei Beziehungen bestehen. (I).

Flackerrauschen entsteht durch Überlagerung von Signalen unterschiedlicher Größenordnungen und unterschiedlicher Zeitdauer, die immer im kritischen Zustand eines Systems auftreten, dann, wenn ein System Kettenreaktionen aller Größenordnungen und Zeitbereiche ermöglicht. (1).

Vielleicht könnte man Fraktale als „Schnappschüsse“ von selbstorganisierten kritischen Prozessen ansehen? Danach wären «Fraktale Strukturen » und Flakkerrauschen räumliche und/oder zeitliche Manifestationen selbstorganisierter Kritizität. (I).

In chaotischen Systemen wächst ja eine kleine Ungenauigkeit, eine kleine energetische Anregung exponentiell mit der Zeit an. Möchte man eine Vorhersage in die Zukunft hinein ausdehnen, dann nimmt die erforderliche Menge an Information über die Ausgangsbedingungen exponentiell zu und macht eine Langzeitprognose nicht möglich. (1).

In einem wesentlichen Punkt unterscheiden sich schwaches und voll entwickeltes Chaos, nämlich darin, daß chaotische Systeme durch eine bestimmte Zeitspanne charakterisiert sind, über die hinaus keinerlei Prognosen möglich sind, während es bei schwach chaotischen Systemen keinen derartigen Vorhersagehorizont der Langzeitprognosen verhindern würde, gibt. (1).
Da alle selbstorganisierten kritischen Systeme sich als schwach chaotisch erwiesen haben, könnte man annehmen, daß das schwache Chaos in der Natur weiter verbreitet zu sein scheint.

Wie die in dieser Arbeit aufgezeigten systemimmanenten Störungen und Quantenunsicherheiten zeigen, scheint die Komplextlät einer globalen Systemdynamik in enger Beziehung zu ihrer Kritizität zu stehen. Möglicherweise sind die Theorien der Komplexität und der Kritizität in ihrer Wurzel äquivalent. (1).

Leben ist eine regel-, anpassungs- aber auch „kipp“-bereite schicksalhafte Gratwanderung und die Komplexität lebender Systeme ist untrennbar mit der permanent oszillierenden Existenz kritischer Zustände gekoppelt. -

“ Sein oder Nichtsein...?!“

D

S-Acetylglutathion -

eine neue therapeutische Substanz in der Behandlung von Immunschwächen, Infektionskrankheiten und anderen devitalisierenden Erkrankungen

I. Einleitung:

Elektronenflüsse und die von ihnen abhängigen dynamischen Redoxpotentiale sind für alle Lebensfunktionen biologischer Systeme ebenso grundlegend wie Protonen- und Ionenflüsse sowie Protonen- und Ionen- Gradienten als oszillierende Fließgleichgewichte in allen Kompartimenten. Zwischen Redoxpotentialen und Protonengradienten, zwischen der NERNST'schen und der HENDERSON - HASSELBALCH´schen Gleichung, zwischen Elektronendonatoren und Elektronenakzeptoren sowie zwischen Protonendonatoren und Protonenakzeptoren im Säuren- Basen- Haushalt des menschlichen Organismus bestehen interessante, tiefgreifende Analogien. (Abb. 1)

Fließgleichgewichte, dynamische Homöostase, Gradientenbildungen, energieabhängige Ungleichgewichte, die in definierten Abständen vom thermodynamischen Gleichgewicht oszillieren, ermöglichen im Hinblick auf Elektronen-, Protonen- und Ionen- bzw. Elektrolytflüsse nicht nur Energietransformationen. Nein, sie ermöglichen vor allem auch die über "Schwache Wechselwirkungen", SH-Gruppen sowie Disulfidbrücken sich ständig auf die Stoffwechselverhältnisse neu einstellenden dreidimensionalen Raumentfaltungen aller Moleküle, aber vor allem aller Protein- und Enzymmoleküle. (1, 2, 3, 6, 27, 28, 29, 32, 34, 46, 49, 50, 51-56)

Redoxpotentialfluktuationen, inbesondere das Glutathionsystem, gestalten die in lebenden Systemen hohen konformativen Ordnungszustände, die die Voraussetzung sind für alle komplex vernetzten, rückgekoppelten reversiblen biologischen Funktionen, die ohne Ausnahme differenzierte negentropische Zustände darstellen.

Dies sind im einzelnen Antigen- Antikörper -Reaktionen, Signalmolekül-Rezeptoraffinitäten, Enzym-Substrat- Komplexbildungen, Carrier-Transportmolekül - Abhängigkeiten u.a. Die sich durch definierte Redoxpotentialfluktuationen einstellenden optimalen Konformationen aller Moleküle, Rezeptoren, Transkriptionsfaktoren, Genexpressionsmechanismen sind für die vielfältigen und komplexen Aufgaben des menschlichen Immunsystems und seiner extrem schnellen Reaktionseinstellungs-Kinetiken grundlegend.

Außerdem wird, wie in allen Zellen, so auch in allen Immunozyten, in allen T-Zell-Subpopulationen, in B- Lymphozyten, in Plasmazellen, vor allem auch in Monozyten, Makrophagen, N-K-Zellen und T-Killerzellen durch ein sich ständig neu einstellendes Ungleichgewicht von reduziertem Glutathion (GSH) eine optimale spezifisch biologische Funktionalität und Adaptabilität aufrecht erhalten. Ja, die optimalen Konformationen von allen Lymphokinen, Monokinen, HLA-Gruppen, T-Zellrezeptoren, Antikörpern, Komplementfaktoren u.a. werden über Redoxpotentiale vor allem aber - übergeordnet - durch GSH - gemischte Disulfide - G-S-S-G eingestellt. (23-45, 53-56) Dies erklärt unter anderem die relativ guten, breitangelegten

Donator-Akzeptor-Prinzip

Entspechungen zwischen Redoxreaktionen und Säure-Base-Reaktionen

Redox-System

- Elektronenübertragung
- korrespondierendes Redoxpaar
  $Red = Ox + ne^-$
- Reduktionsmittel ist Elektronen-Donator.
  Oxidationsmittel ist Elektronen-Akzeptor.
- Gesamtreaktion
  Red 1 + Ox 2 = Ox 1 + Red 2
- Redoxdisproportionierung (von links nach rechts)

  $2\,\overset{m}{Redox} = \overset{m\ n}{Red} + \overset{m-n}{Ox}$

  (von rechts nach links: Komproportionierung)
- elektrochemisches Potential E bzw. E°
- elektrochemische Spannungsreihe (E°-Reihe)
- Stellung des korrespondierenden Redox-Paares in der E°-Reihe entspricht Elektronen-Donator- bzw. Akzeptortendenz (Vorhersagen der Reaktionen) von Red bzw. Ox.
- Konzentrationsabhängigkeit des elektrochemischen Potentials

  $$E = E^\circ + \frac{0.059\ V}{n} \lg \frac{c\,(Ox)}{c\,(Red)}$$

  (Nernst-Gleichung)
- begrenzender Effekt des Wassers für sehr starke Reduktionsmittel:

  $Red + 2\,H_2O \longrightarrow Ox + 2\,OH^- + H_2$

  für sehr starke Oxidationsmittel:

  $Ox + 6H_2O \longrightarrow Red + 4H_3O^+ + O_2$

Säure-Basen-System

- Protonenübertragung
- korrespondierendes Säure-Base-Paar
  $HA = A^- + H^+$
- Säure ist Protonen-Donator
  Base ist Protonen-Akzeptor.
- Gesamtreaktion
  Säure 1 + Base 2 = Base 1 + Säure 2
  $HA + B^- = A^- + HB$
- Säure-Base-Disproportionierung
  (Autoprotolyse, von links nach rechts)
  $2HA = A + H_2A'$
  (von rechts nach links: Komproportionierung)
- "protochemisches Potential" pH bzw. pK_s
- "protochemische Spannungsreihe" (pK_s-Reihe)
- Stellung des korrespondierenden Säure-Base-Paares in der pK_s-Reihe entspricht Protonen-Donator- bzw. Akzeptortendenz (Vorhersagen der Reaktionen) von HA bzw. A .
- Konzentrationsabhängigkeit des "protochemischen Potentials" (pH-Wert)

  $$pH = pK_s + \lg \frac{c\,(A)}{c\,(HA)}$$

  (Henderson-Hasselbalch-Gleichung)
- nivellierender Effekt des Wassers für sehr starke Säuren:

  $HA + H_2O \longrightarrow A + H_3O^+$

  für sehr starke Basen:

  $B + H_2O \longrightarrow HB + OH^-$

Abb. 1) Die weitgehenden Analogien zwischen Redoxreaktionen und Protonenreaktionen, zwischen der NERNST- und der HERDERSON-HASSELBALCH-Gleichung.

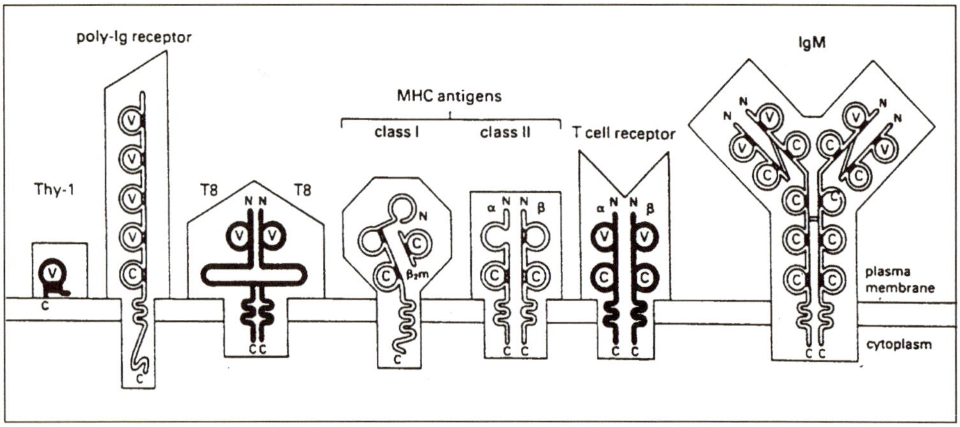

Abb. 2: Gemeinsame Biosyntheseprodukte der Immunglobulin-Supergen-Familie und ihre dreidimensionale Raumentfaltung (Konformation) durch viele an definierten Stellen vorliegenden Disulfidbrücken. (nach I.M. Roitt)

therapeutischen Erfahrungen mit SH-Gruppen-Compounds, wie: L-Cystein; Acetylcystein; Alpha-Liponsäure; Thioredoxin; 2-Mercaptopropionylglycin (2-MPG); reduziertem Glutathion (GSH) mit S-Acetylglutathion und anderen vom Verfasser chemisch dargestellen und eingesetzten S-Derivaten des Glutathions.

Diese SH-Compounds besitzen wie GSH und S-Acetylglutathion Eigenschaften als Antioxidantien und Schwermetall-chelatbindende Funktionen. L-Cystein kann darüber hinaus auch Baustein für die endogene Glutathionbiosynthese sein. N-Acetylcystein kann über Metabolisierungsschritte in Cystein umgewandelt werden. Integrative Redoxfluktuationen als ordnungs- und informationserhaltende Grundregulationen aller Zellen lebender Systeme sind aber nur über das Glutathionsystem und damit u. U. nur über die Applikation und intrazelluläre Einschleusung von GSH und S-Acetylglutathion möglich. (32)

So sind im Hinblick auf die reichhaltigen Funktionen des menschlichen Immunsystems - um nur einige wichtige Rezeptorenformen, wie Abb. 2 zeigt, in ihrer Funktion als ein Beispiel von vielen anzuführen - in ihren physiologischen dreidimensionalen Raumentfaltungen durch definiert angeordnete Disulfidbrücken und von einem entsprechenden Redoxpotential abhängig.

Aber auch Zell- und Zellorganellmembranen, aktive und Carrier-vermittelte erleichterte Transportmechanismen, Ionenkanäle, Membranenzyme, Membranfluiditäten, die gesamte integrale Vernetzung von Immunozyten für die konzertierte Aktion des menschlichen Immunsystems sind eine Frage des jeweils raumzeitlich (topochemisch und temporal dynamisch) über das Glutathionsystem eingestellten Redoxpotentials.

Das über GSH eingestellte und die sich physiologischerweise intrazellulär immer wieder einstellenden Redoxungleichgewichte einerseits und die nach oxidativen Einflüssen sich über das Enzym Glutathion-Reduktase in Verbindung mit einer ausreichenden Menge von Reduktionsäquivalenten in Form von NADPH, die Einstellung des intrazellulären Pegels an gemischten Disulfiden sowie dem Efflux von oxidiertem Glutathion (G-S-S-G) in extrazelluläre Räume andererseits unterliegen nicht nur einer komplexen, im einzelnen noch nicht vollkommen aufgeklärten Regulation, sichern aber in intra- und extrazellulären Räumen die erforderlichen Redoxmilieubedingungen.

Während oxidative Prozesse kinetische Energie um den Preis von Strukturzerstörungen bereitstellen, sind reduktive Vorgänge Reaktionen, die potentielle Energie und hochinformative, differenziert geordnete Moleküle ermöglichen und der Tendenz der Entropievermehrung biologischer Systeme, Zellen und Kompartimente entgegen wirken.

Wenn Gesundheit bzw. Wiedergesundung, Wiederherstellung, Restitution, Rekonvaleszenz die Möglichkeit des Wiedereinschwingens in die Funktionsniveaus komplexer, nichtlinearer lebender Systeme beinhalten, dann sind es gerade die "reduktiven" Prozesse, die im Glutathionsystem verwirklicht sind, und die als - allen anderen Molekülstrukturen übergeordneten - Chaperonine letztlich gegen Zellstreß, gegen wachsende Entropie auf der Grundlage quantenphysikalischer Effekte Ordnung erhalten und/oder Ordnung wiederherstellen. (1-4, 6, 7, 23-46, 49-56)

II. SH-Gruppenprobleme im Intermediärstoffwechsel des Menschen

Im Hinblick darauf, daß der Schwefel in der sechsten Gruppe des Periodensystems dem Sauerstoff folgt, kann man in Analogie zu den meisten zweibindigen Sauerstoff-Spezies (Alkohole, Phenole, Äther, Ketone, Carbonsäuren) entsprechende Schwefelverbindungen postulieren. Der Schwefel geht allerdings aufgrund seiner 3d-Orbitale höhere Oxidationsstufen bzw. Bindigkeiten als zwei, im Unterschied zum Sauerstoff ein. So ist z. B. der Schwefel in Sulfinsäuren und Sulfoxiden, in Sulfonsäuren und Sulfonen vier- bzw. sechsbindig.

Thiole, Thiophenole, Thioäther und Thiocarbonsäuren, die flüchtige Verbindungen des Schwefels darstellen, erkennt man an ihrem stechenden Geruch.

Hinsichtlich der Reaktivität lassen sich Protein-SH-Gruppen in drei Typen einteilen:

1. Schnell reagierende SH-Gruppen
2. Relativ langsam reagierende SH-Gruppen
3. Maskierte SH-Gruppen

In der Regel ist die SH- Reaktivität nativer Proteine schwächer als die einfacher Thiole (GSH; Acetylcystein; Cystein; Alpha-Liponsäure) und erhöht sich mit zunehmender Denaturierung.

Schwefel ist gegenüber Sauerstoff weniger elektronegativ und daher ein schwächerer Wasserstoffbrücken-Akzeptor. In der Regel sind Thiole also weniger durch Wasserstoffbrücken assoziiert als Alkohole. Sie sieden daher auch tiefer. Mit wachsender Kettenlänge nimmt allerdings der Siedepunktsunterschied zwischen analogen Alkoholen und Thiolen ab.

Die SH-Bindung ist schwächer und länger als die OH-Bindung, und infolge dessen ist die Dissoziationsenergie der Thiole kleiner als die der Alkohole.

Thiole sind stärker sauer (Aziditätskonstante $K_a = 10^{-1l}$) als Alkohole ($K_a = 10^{-17}$).

Die intramolekularen SH-Gruppen Interaktionen können außer der Funktion strukturgebender Schleifen ("Zink-Finger" und Genregulation; Antikörperspezifität; Metallothioneinstrukturen; ganz allgemein: Enzym-, Transport-, Peptidhormon- und Strukturprotein- Spezifitäten u.a.) auch z. B. Charge-Transfer-Komplexe mit den Aminosäuren Tyrosin und Tryptophan bilden und in strukturgebende Wasserstoffbrücken eingeschaltet werden. (23-50)

Die sehr reaktive SH-Gruppe, die reaktivste funktionelle Gruppe von Peptiden, geht mit vielen, unterschiedlich strukturierten Molekülspezies Wechselwirkungen ein. Im leicht alkalischen Milieu ist sie bei einem $pK_{a\ Intrinsic}$ im Bereich von 9,0 bis 9,5 in der Regel ionisiert.

Die am häufigsten reagierenden Formen sind:
1. Das Thiolat-Anion

$$\text{(Cys)} - CH_2 - S^{\ominus} \qquad (1)$$

2. Das Thiyl-Radikal

$$\text{(Cys)} - CH_2 - S^{\bullet} \qquad (2)$$

Die SH-Gruppe geht mit unterschiedlichen Metallen Chelatbindungen ein, mit allerdings nur leicht unterschiedlichen Bindungsaffinitäten, ein Phänomen, das von toxikologischem Interesse ist. So bilden zum Beispiel Kupfer, Eisen, Zink, Kobalt, Molybdän, Mangan, Quecksilber, Blei, Cadmium u.a. unterschiedlich affine Komplexe mit SH-Gruppen von cysteinhaltigen Peptiden und Proteinen und anderen SH-Compounds.

Generell werden SH-Gruppen leicht oxidiert, besonders leicht in Gegenwart von Übergangsmetallen wie z. B. Cu^{1+}, Fe^{2+}, Co^{2+}, Mn^{2+} u.a.

Schwermetall-belastete, proteinhaltige Lebensmittel enthalten heutzutage oft bereits das L-Cystein in Chelatbindung mit Schwermetallen. Native unveränderte L-Cysteinmoleküle sind aber für die ständig in jeder Zelle anfallenden Protein-, Metallothionein- und Glutathion-Biosynthesen von wesentlicher Bedeutung für alle Zellfunktionen. Metallothioneine z. B. bestehen bis zu 30% aus L-Cysteinen.

Disulfidbrücken - wie bereits mehrfach erwähnt - stabilisieren als kovalente Bindungskräfte in Proteinen respektive in Enzymen die für die vielfältigen biologischen Funktionen so wichtige dreidimensionale Raumentfaltung.

Bei neutralem und alkalischem pH kommt es relativ leicht zu Thiol-Disulfid-Austauschreaktionen, die im Intermediärstoffwechsel des Menschen eine größere Rollen spielen als man bisher annahm.

$$R_1-S^{\ominus} + R_2-S-S-R_2 \rightleftharpoons R_2-S^{\ominus} + R_1-S-S-R_2 \qquad (3)$$

Möglicherweise bestehen in und zwischen vielen Proteinmolekülen solche auf Thiol-Disulfid-Austauschreaktionen beruhende "Fluktuationen". Disulfide in Proteinen können auch sehr effektiv durch Thiolreagenzien (R-SH), wie z.B. Mercaptomethanol, im Sinne der Thiol-Disulfid-Austauschreaktion reduziert werden. (I-4, 10, 17, 23-51)

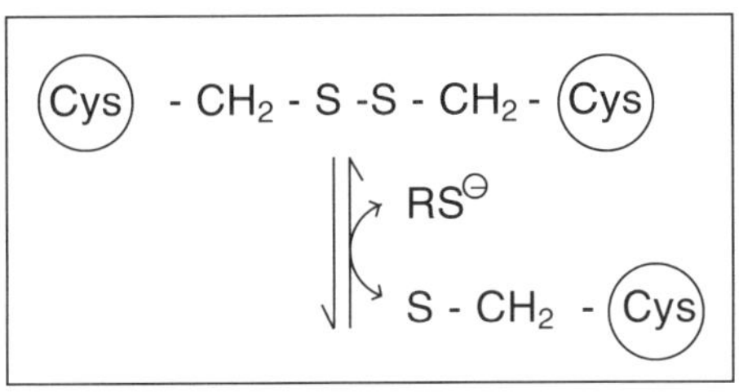

(4)

Thiol-Disulfid-Austauschreaktionen sind auch für die Erstellung von gemischten Disulfiden (Disulfid-Intermediate) bei der Glutathion-Redoxregelung in allen Zellen von grundlegender Bedeutung.

Thiylradikale können im Intermediärstoffwechsel über verschiedene andere freie Radikale und/oder über aktivierte Sauerstoffstufen entstehen:

$$R^{\bullet} + RSH \longrightarrow RH + R - S^{\bullet} \qquad (5)$$

Thiyl-Radikale können auch Wasserstoff abziehen von aktivierten C-H-Bindungen, wie z.B. in Alkoholen, Äthern, Aminen, Amiden, Zuckern und anderen Biomolekülen mit definierten biologischen Funktionen:

$$R - S^{\bullet} + -C\text{-}H \rightleftharpoons R\text{-}SH + -C^{\bullet} \qquad (6)$$

Die Geschwindigkeitskonstante der "Hin"-Reaktion liegt in Abhängigkeit physikalisch-chemischer Parameter bei 10^2 - 10^6 M^{-1} s^{-1} .
Möglicherweise geht das Thiyl-Radikal auch mit molekularem Sauerstoff eine Reaktion ein:

$$R\text{-}S^{\bullet} + O_2 \rightleftharpoons \underset{\text{(Thiyl-Peroxyl-Radikal)}}{R\text{-}SOO^{\bullet}} \qquad \lambda_{max}\ 540\ nm \qquad (7)$$

Dabei könnten auch R-SO$^{\bullet}$ -Radikale (Sulfinyl-Radikale) entstehen:

$$R\text{-}SOO^{\bullet} + R\text{-}SH \longrightarrow \underset{\text{(Sulfinyl-Radikal)}}{R\text{-}SO^{\bullet}} + R\text{-}SOH \qquad (8)$$

Von weiterem toxikologischen Interesse ist die Eisen- oder Kupfer-katalysierte SH-Oxidation unter Bildung eines Thiyl-Radikals, in Analogie zur HABER-WEIß-Reaktion. Bei dieser Reaktion entsteht auch ein Superoxid-Anion-Radikal:

$$R\text{-}SH + O_2 \xrightarrow{Fe^{II/III}\ \text{oder}\ Cu^{I/II}} R\text{-}S^{\bullet} + O_2^{\bullet} \qquad (9)$$

Eine wichtige Reaktion von Thiyl-Radikalen ist die H-Abstraktion an Alkoholen und Äthern, eine Reaktion, die auch an mehrfach ungesättigten Fettsäuren (PUFA) ablaufen kann in einem Geschwindigkeitsbereich von 10^0 - 10^8 M^{-1} s^{-1} :

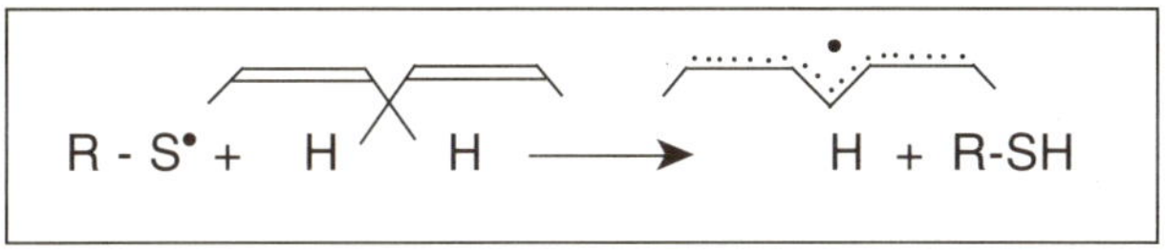

(10)

Auf diese Weise können SH-Compounds mit unterschiedlichen PUFA's reagieren, z.B. mit Linolsäure (18:2), Linolensäure (18:3), Arachidonsäure (20:4) u.a.

SH-Gruppen reagieren im Intermediärstoffwechsel des Menschen auch mit unterschiedlich strukturierten Aldehyden aus verschiedenen endogenen und exogenen Quellen. (eine Übersicht ermöglicht die Arbeit OHLENSCHLÄGER u. BERGER (27) sowie OHLENSCHLÄGER (28))

Eine nicht geschützte SH-Gruppe unterschiedlich strukturierter SH-Compounds besitzt nicht nur eine antioxidative Funktion, sondern kann auch ambivalent, wie bereits oben angedeutet, radikalische Reaktionen eingehen. Es kommt zum:

A.)	Thiylradikal:	$R - S^{\bullet}$	(11)
B.)	Sulfinylradikal:	$R - SO^{\bullet}$	(12)
C.)	Thiyl-Peroxyl-Radikal:	$R - SOO^{\bullet}$	(13)

So gesehen entfalten SH-Compounds gegenüber freien Radikalen und aktivierten Sauerstoffstufen antioxidative bzw. Scavenger-Eigenschaften, aber nur um den Preis, selbst radikalisch zu werden, Thiyl-Sulfinyl- und/oder Thiyl-Peroxyl-Radikale, ja sogar u.U. Kettenreaktionen auszubilden.

Im Hinblick darauf nimmt das Glutathion-Radikal $G\text{-}S^{\bullet}$ in sofern gegenüber anderen SH-Molekülen eine Sonderstellung ein, weil zwei Glutathion-Radikale:

$$G - S^{\bullet} + G - S^{\bullet} \;=\; G - S - S - G \qquad (11.1)$$

wieder zu oxidierten Glutathion (G-S-S-G) terminieren. Diese oxidierte Stufe des Glutathions, die kein Radikal darstellt, kann dann wieder über das Enzym Glutathion-Reduktase zu reduziertem Glutathion (GSH) mit allen seinen wichtigen Zell- und Molekülschutzfunktionen sowie seinen Regelmechanismen umgewandelt werden. (1-4, 6, 7, 10, 17, 23-56)

Neuere Untersuchungen lassen vermuten, daß eine physiologische intrazelluläre G-SH - Ungleichgewichts-Thermodynamik über Redoxpotential-Wechselwirkungen eine funktionsoptimierte Konformationseinstellung des tetrameren Proteins p 53, ein Translationsprodukt des Chromosoms 17 p 13.1 bewirkt. Diese G-SH - bedingte Konformationsoptimierung ermöglicht über das voll funktionierende p 53 entweder eine angemessene Arretierung des Zellteilungszyklus in der G1-Phase zur effektiven DNA-Reparatur vor der S-Phase (DNA-Verdoppelungsphase) oder, wenn dies aus Gründen, wie auch immer, nicht möglich ist, führt das p 53 die Zelle in den genetisch programmierten Zelltod, in die Apoptose. Möglicherweise wirkt sogar G-SH alleine, bzw. das Glutathion-Ungleichgewichtssystem analog zur Funktion des p 53.

III. Der therapeutische Stellenwert von SH-Gruppenmolekülen (SH-Compounds) in der Behandlung von Immunschwächen, Infektionskrankheiten und anderen subakuten bis chronischen Erkrankungen:

Wenn man den generellen physiologischen Stellenwert des Redoxstatus für alle Zellfunktionen bedenkt, dann wundert es nicht, daß gerade Monozyten und Makrophagen als wichtige immunkompetente Zellen vermehrt L-Cystein benötigen, um ihren Intermediärstoffwechsel zu stabilisieren.

Interessant ist auch, daß bei diesen für viele Immunreaktionen wichtigen Zellen nach nativen L-Cysteingaben der intrazelluläre GSH-Spiegel und die DNA-Biosynthese ansteigt, und daß die extrazelluläre L-Cystein-Konzentration in einem engen physiologischen Zusammenhang mit dem intrazellulären GSH-Anstieg bei T-Zellklonen steht. (14, 15)

Von einem weiteren wichtigen, therapeutisch nutzbaren Effekt sind die Untersuchungen von KALEBIC et al. (19), daß die Aktivität der reversen Trankriptasen, die durch das Phorbol-12-Myristat-13-acetat (PMA), durch den Tumornekrosefaktor Alpha (TNF-Alpha) und Interleukin 6 (IL-6) induziert werden konnte, und in einer mit HIV chronisch infizierten Monozyten-Zellinie U 1 durch GSH, Glutathionester (GSE) und N-Acetyl-L-Cystein (NAC) um 80-90% durch vorherige Gabe dieser SH-Compounds ebenfalls gesenkt werden konnte. (19) Auch war eine Aktivierung zytotoxischer T-Lymphozyten (CTL) in vivo bei Mäusen durch intraperitoneale Injektion von GSH möglich. (8, 9)

Von einem weiteren therapeutischen Stellenwert könnten auch die Beobachtungen sein, daß im Rahmen von Wärmeversuchen von Zellen zwischen 37° und 44° C eine deutliche intrazelluläre GSH-Zunahme festgestellt werden konnte, besonders bei 37° C nach einer 0,8 mM Applikation der SH-Compounds: Cysteamin, L-Cystein, N-Acetylcystein und/oder Dithiothreitol. (18)

Nach Untersuchungen von DRÖGE zeigte sich, daß durch einen Abfall der intrazellulären Glutathion-Spiegel besonders zwei immunologische Funktionen beeinträchtigt wurden, nämlich

1. die Aktivierung von Killerzellen und
2. die Proliferation der T-Lymphozyten in Gegenwart des T-Lymphozytenwachstumsfaktors Interleukin-2.

Aus diesen Gründen wird auch zwischen Monozyten, Makrophagen und Lymphozyten neben einer direkten L-Cysteinversorgung auf dem Wege über erleichterten ("fascilitated") und/oder aktiven Transport noch ein zusätzlicher L-Cystein-Influx in immunkompetente Zellen angenommen. (8, 9)

Allerdings konnte der Verfasser dieser Arbeit bereits vor über zwei Jahrzehnten bei Studien mit 2-Mercaptopropionylglycin (2-MPG) gute intrazelluläre Bioverfügbarkeiten an mehreren Eukaryontenzellen für 2-MPG und für GSH - entgegen anderer Ansichten - feststellen. (23, 55, 56)

Laborversuche an Mitochondrienmodellen konnten die gute intrazelluläre Wirksamkeit von 2-MPG bei künstlich gealterten Mitochondrien zeigen. (52-55)

Die klinisch therapeutische Anwendung von 2-MPG führte zu erstaunlichen Besserungen der Gesamtverfassung von Patienten mit definierten Hepatopathien (chronische Hepatitiden, Hepatosen und Leberzirrhosen unterschiedlicher Genese). Außerdem konnten Überlebensraten infauster Fälle wie mit keiner bis dahin erkannten Therapie erzielt werden.

Die gute Wirksamkeit konnte auf das relativ hohe negative Redoxpotential von 2-MPG zurückgeführt werden. Dieses reduziert oxidiertes Glutathion über Thiol-Disulfidaustauschreaktionen und kann so das physiologische intrazelluläre GSH-Ungleichgewicht wieder herstellen, welches alleine alle Zellfunktionen garantiert. (23, 26, 28, 29, 32, 56)

Sulfhydryl- (SH-Reagenzien) wurden über einen langen Zeitraum auf ihre Wirkung an Leberzellmitochondrien überprüft. Vorwiegend wurde die Wirkung auf verschiedenen Transportsysteme (Phosphat-Transport, Dicarboxilat-Transport) und eine Verbesserung der Mitochondrienform und - funktion mit einer konsekutiven Optimierung der ATP-Biosynthese beschrieben. (Abb. 3) (23, 52-56)

Von besonderer Bedeutung auf die Beeinflussung der Mitochondrienfunktion durch verschiedene SH-Compounds, inbesondere mit 2-MPG, sind die Untersuchungen des Verfassers mit extrem guten Ergebnissen im Hinblick auf die Besserung und Normalisierung der menschlichen Spermienmotilität, die Verbesserung der Spermiohistogenese und der Impotentia coeundi hervorzuheben. (23) Diese Ef-

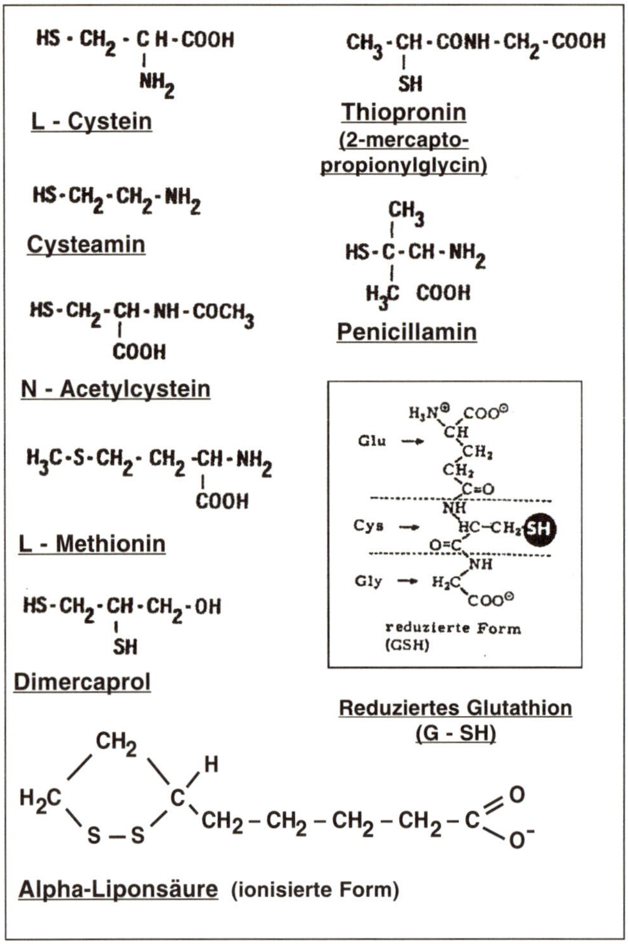

Abb. 3: Verschiedene SH-Compounds

fekte konnten auch mit Acetylglutathion (SAG) erzielt werden. (32)

Von weiterer wichtiger Bedeutung für die Effektivität des zellulären Anteils des menschlichen Immunsystems ist eine Gruppe von evolutionär konservativen Biomolekülen, die **Defensine**.

Defensine sind kationische, argininreiche Proteine ohne Glykosylierungen, die aus 2.934 Aminosäuren bestehen. Charakterisch für alle Defensine sind 6-L-Cysteine, die 3-Disulfidbrücken bilden, und die aus diesem Grunde hinsichtlich Struktur und Funktion in enger Wechselwirkung zum Redoxpotential ihrer Kompartimente und damit auch zum Glutathionsystem stehen. (13, 20-22)

Säuger-Defensine besitzen ein erstaunlich breites Wirkungsspektrum bereits in mikromolaren Konzentrationen gegenüber grampositiven und gramnegativen Bakterien sowie gegenüber Pilzen. (13, 20-22) Die drei wichtigsten Defensine des Menschen sind HNP-1, -2 und -3, die in etwa gleicher Konzentration in allen Granulozyten vorliegen. Der DEF-Genlokus liegt auf dem kurzen Arm von Chromosom 8, bei 8 p 13. Nanomolare Konzentrationen des menschlichen HNP-1 wirken sehr stark und spezifisch chemotaktisch auf Monozyten. (13, 20-22)

Wie stark S-H ⟷ S-S - Fluktuationen in komplex-dynamischen Abläufen sind, sieht man auch beim Ablauf von Mitosen. In charakteristischer Weise nimmt die Anzahl der gelösten bzw. freien SH-Gruppen in einer Zelle, die sich in Teilung befindet, bis zur Metaphase ab, um danach von neuem wieder anzusteigen. (51)

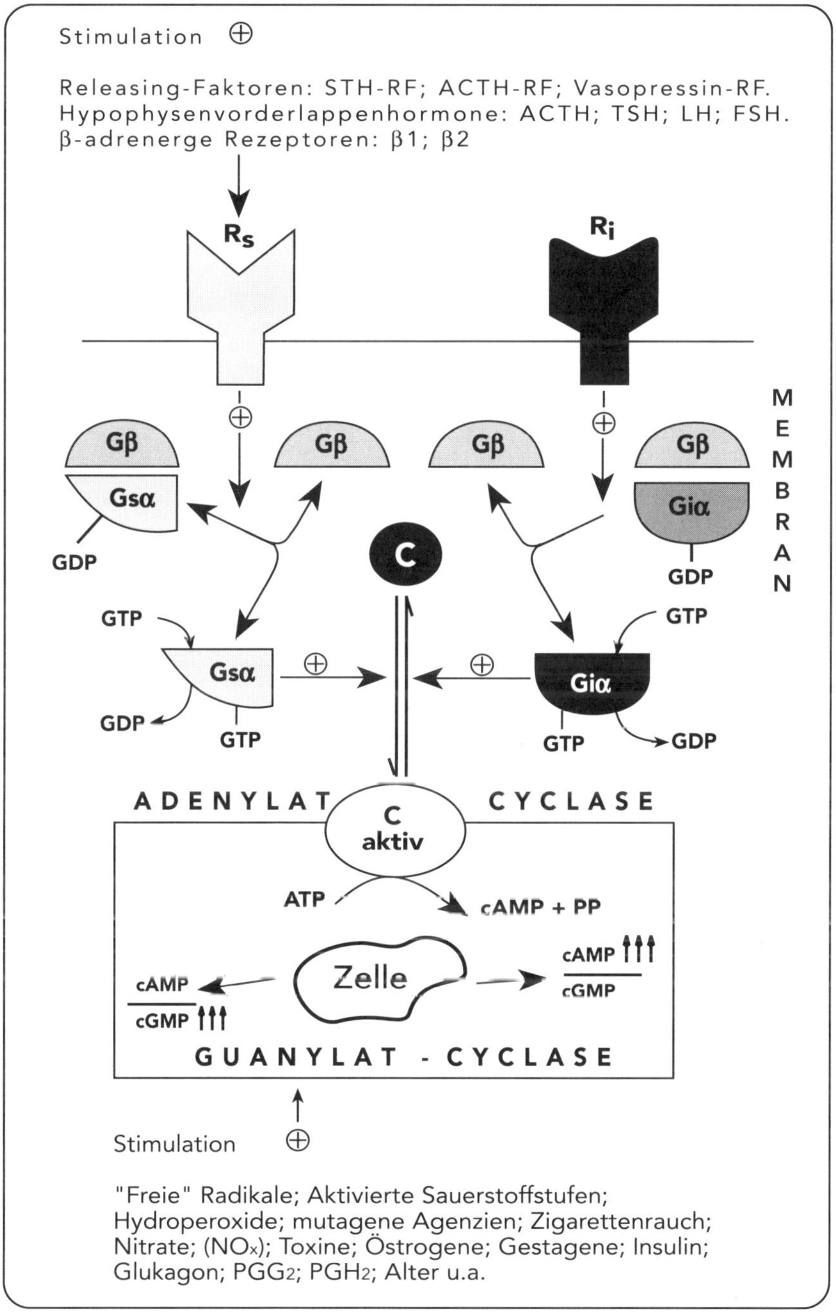

Abb. 4: Unterschiedliche Aktivierungen des Adenylat- und Guanylatcyclasesystems und ihre Konsequenzen auf die Feineinstellung des intrazellulären cAMP/cGMP-Quotienten, modifiziert

Ohne diese SH-Gruppendynamik ist eine geordnet ablaufende Mitose nicht denkbar.

Von grundlegender Bedeutung für Genexpressionsregulationen sind die physiologischen Konformitäten der eukaryontischen Transkriptionsfaktoren ("ZinkFinger", Leucin-Zipper und Turn-Helix-turn), an denen die DNA-abhängige RNA-Polymerase II "andockt", um eine Genexpression einzuleiten. Die Konformation der Transkriptionsfaktoren und damit ihre gesamte physiologische Funktionspalette sind vom Redoxpotential bzw. von der Redoxeinstellung des intrazellulären Glutathionsystems abhängig. (32) Bemerkenswert ist auch, daß Additionsreaktionen von SH-Gruppen für die Entstehung des kurzlebigen Metaboliten S-Nitrosothiols (RSNO) ein Endprodukt des Nitratmetabolismus gebraucht werden, mit seiner obligatorischen Induktionswirkung auf die Guanylatzyklase (Abb. 4) und ihre Folgen über den second Messenger cGMP für den Zellstoffwechsel und die Mitosekinetik. (1)

Diese und andere wissenschaftliche und klinische Untersuchungen und Erfahrungen über drei Jahrzehnte mit SH-Compounds führten auch dazu, neben der therapeutischen Anwendung und Evaluierung von GSH neue Syntheseverfahren von Glutathionderivaten durchzuführen.

Eines dieser vom Verfasser inaugurierten Glutathionderivate stellt das S-Acetyl-Glutathion (SAG) dar. (32)

IV. Störungen des intrazellulären Glutathionsystems bei schweren, aufzehrenden Infektionskrankheiten, bei Immunschwächen und vor allem beim Aids-Syndrom:

Bei schweren subakuten bis subchronischen sowie aufzehrenden Infektionskrankheiten, vor allem auch beim Aids-Patienten, kommt es über unterschiedliche Mechanismen verursachte intrazelluläre Störungen des Glutathionsystems. (26-32)

1.) Die Glutathionbiosynthese ist gestört durch Enzymopathien und Enzymopenien der beiden magnesiumabhängig arbeitenden in die Biosynthese des Glutathions eingeschalteten Enzyme: die γ-Glutamyl-Cystein-Synthetase und die Glutathion-Synthetase. (28)

2.) Bei schweren Infektionen und/oder Immunschwächen besteht ein Mangel an nativem ("unversehrten") L-Cystein als wichtigstem Baustein für die Glutathionbiosynthese. Häufig kommt es zur SH-Chelatierung mit Schwermetallen oder wegen Vitamin B_6 -Mangel oder auch wegen "Zweckentfremdung" des L-Cysteins zur Konjugatbildung und anschließender Ausscheidung toxischer Xenobiotika zu einem primären oder sekundären L-Cysteinmangel. Last not least reagiert die SH-Gruppe des GSH oder des L-Cysteins - wie jede freie SH-Gruppe - relativ leicht mit Aldehyden, Ketonen und/oder freien Radikalen und aktivierten Sauerstoffstufen und wird auf diese Weise ihrer physiologischen Funktionen beraubt. (26-34)

3.) Bei schweren Infektionskrankheiten und Immunschwächen ist - wie ganz generell bei Zellstreß - ab einer bestimmten Stärke die Reduktion des oxidierten Glutathions (G-S-S-G) zu reduziertem Glutathion (GSH) in Frage gestellt, weil neben allgemeinem Energiemangel in vielen weißen Blutzellen, aber auch in anderen Parenchymzellen, vor allem die Enzyme zur Bereitstellung von Reduktionsäquivalenten in Form des NADPH, gestört, in ihrer Michaeliskonstante verändert oder sogar über radikalische Mechanismen zerstört sind. Diese Enzyme sind im einzelnen:

3a.) Die Glucose-6-Phosphat-Dehydrogenase.

1.) G-SH mit Superoxid-Anionradikal ($O^{\bullet}_2$), mit Hydroxylradikal ($OH^{\bullet}$) und mit Singulettsauerstoff $O_2\,(^1\Delta_g)$.

1.1) $2\,O^{\bullet}_2 + 2H^+ + 2\,\text{G-SH} \longrightarrow \text{G-S-S-G} + 2\,H_2O_2$

1.2) $2\,OH^{\bullet} + 2\,\text{G-SH} \longrightarrow \text{G-S-S-G} + 2\,H_2O$

1.3) $O_2\,(^1\Delta_g) + \text{G-SH} \longrightarrow$ GS (Cysteinsäure)
$\quad\longrightarrow GS^{*\,ox}$ (Thiylradikal als Intermediat)

2.) Superoxid-Anionradikale, Hydroxylradikale, Singulettsauerstoff und Wasserstoffperoxide reagieren mit mehrfach ungesättigten Fettsäuren (PUFA's), wobei Vitamin E und die Selenabhängige Glutathion-Peroxidase die, durch die zuvor erwähnten reaktiven Spezies erzeugte Lipidperoxidation, begrenzen.

2.1) Das durch eine Lipidperoxidation radikalisch gewordene Vitamin E* kann durch Askorbinsäure und/oder wiederum durch G-SH, welches dann in GS* übergeht „renaturiert" werden.

3.) Die radikalische Zwischenstufe des Redoxsystems: Askorbinsäure-Dehydroaskorbinsaüre, das Semidehydroaskorbat ist ebenfalls wie das Dihydroaskorbat zytotoxisch. Die Reduktion der radikalischen Zwischenstufe - Semidehydroaskorbat - kann einmal nicht-enzymatisch durch G-SH gescavengt werden, und zum anderen enzymatisch durch zwei Enzyme, nämlich durch

3.1) die NADH abh. Semidehydroaskorbat-Reduktase und

3.2) die G-SH-abh. Dehydroaskorbat-Reduktase, nachdem durch Reaktion von zwei Semidehydroaskorbat-Molekülen im Sinne einer Radikalterminierung die Dihydroaskorbat entstanden ist.

Abb. 5: Unterschiedliche Wechselwirkungen des G-SH mit Radikalen und aktivierten Sauerstoffstufen

3b.) Die 6-Phosphoglukonat-Dehydrogenase.
3c.) Das Malatenzym.
3d.) Die Isocitrat-Dehydrogenase. (26-34)

4.) Kann der intrazelluläre Spiegel an reduziertem Glutathion bei schweren Infektionskrankheiten und/oder Immunschwächen ganz generell empfindliche Erniedrigungen erfahren, die zur Zellintoxikation und/oder zur Zellnekrose führen oder sogar zu Apoptose.

4a.) GSH wird als Scavenger bei Zuständen von Hyperradikalie und oxidativem Streß verbraucht bzw. oxidiert. (Abb. 5)

4b.) GSH wird aus unterschiedlichen Gründen nicht ausreichend de-novo biosynthetisiert.

4c.) GSH wird aus Gründen von Enzymopathien, Enzymopenien und/oder Zellstoffwechselstörungen nicht ausreichend reduziert. (Vorgänge, die mit einigen unter 3. kongruent sind.)

4d.) GSH wird als Konjugat- und Entgiftungsmolekül toxikologisch alleine oder in Verbindung mit Glutathion-S-Tranferasen als Koenzym verbraucht (Abb. 6)

4e.) GSH wird als Koenzym für selenabhängige und/oder für selenunabhängige Glutathionperoxidasen verbraucht.

4f.) Glutathion geht den Zellen verloren, weil es vermehrt in der oxidierten Form aus intrazellulären Räumen freigesetzt wird. (23-45)

V. S-Acetylglutathion in der Behandlung von Infektionskrankheiten, Immunschwächen und anderen subakuten bis chronischen Erkrankungen:

S-Acetylglutathion (SAG) wurde vom Verfasser neben anderen Glutathionderivaten entwickelt, synthetisch dargestellt und über mehrere Jahrzehnte wissenschaftlich untersucht. (32)

SAG besitzt gegenüber GSH, und vor allem auch gegenüber anderen SH-Compounds, mehrere pharmakologische, pharmakokinetische und pharmako-

GSH kann als Kofaktor der GSH-Peroxidase fungieren, um H_2O_2 zu entgiften.

$$H_2O_2 \; - \; 2\,GSH \longrightarrow GSSG + 2\,H_2O \qquad (14)$$

GSH kann direkt freie Radikale detoxifizieren.

$$\begin{aligned} G\text{-}SH + R^{\bullet} &\longrightarrow G\text{-}S^{\bullet} + RH \\ G\text{-}S^{\bullet} + G\text{-}S^{\bullet} &\longrightarrow GSSG \end{aligned} \qquad (15)$$

GSH kann Proteindisulfide reduzieren.

$$\begin{aligned} GSH + PS\text{–}SP &\longrightarrow PS\text{–}SG + PSH \\ PS\text{–}SG + GSH &\longrightarrow PSH + GSSG \\ \hline 2\,GSH + PSSP &\longrightarrow 2\,PSH + GSSG \end{aligned} \qquad (16)$$

dynamische Vorteile. (24-30, 32)

SAG wird in magensaftresistenter Galenik nach oraler Einnahme in oberen bis mittleren Dünndarmabschnitten vorwiegend über passive Diffusion in nicht dissoziiertem Zustand resorbiert. Nach Passage durch Enterozyten und zum kleinen Teil auch durch Poren der Gap-junctions ("Conexone"), kommt es im Intravasalraum zur Proteinbindung an mehrere Plasmaeiweißkörper (Albumine, $\alpha 1$-, $\alpha 2$- und β-Globuline). Diese Eiweißbindung liegt bei über 80% der applizierten therapeutischen Dosis bei Dosisbereichen von bis zu 600 mg. (32)

Gap-junctions des menschlichen Dünndarms besitzen Porendurchmesser zwischen 2,0 und 8,0 nm, und ermöglichen einen Durchtritt durch Diffusion von Ionen, Aminosäuren, Di- bis Pentapeptiden, Monosacchariden und Nukleotiden.

Beim ersten Durchlauf von der Pfortader durch die Leber kommt es zu einer geringen etwa 6 bis 10%igen Abspaltung der Acetylgruppe durch unspezifische Esterasen. Das daraus entstehende GSH kann dann bereits in der Leber für viele wichtige Aufgaben zur Verfügung stehen. Im Intravasalraum "vor" der Leber, also im großen Kreislauf, kommt es auch zu einer geringen Esterspaltung des SAG. (32)

Aus der Eiweißbindung von unterschiedlichen Plasmaproteinen kommt es zum Übertritt von SAG in intrazelluläre Kompartimente auf dem Wege über mehrere Transportmechanismen:

A.) Über Diffusionen.

ENTGIFTUNGSPHASE I Funktionalisierungsreaktionen	ENTGIFTUNGSPHASE I I Konjugationsreaktionen
I.1) OXIDATIONEN: I.1.1) Oxidationen durch Monooxigenasen (Cytochrom-p 450,* mischfunktionelle Oxigenasen). Pharmaka Xenobiotika O_2- Aktivierung : $\overline{O_2}^{\bullet}$ H_2O_2 $HO^{\bullet}$ $O_2(^1\Delta_g)$ I.1.2) Oxidationen durch Flavin-haltige Monooxigenasen. I.1.3) Oxidationen durch Peroxidasen (3 Isoenzyme - a) zytopl. und mitochondrial, b) Membran-assoziiert, c) im Serum) $2\,G\text{-}SH + H_2O_2 \xrightarrow{G\text{-}SH\text{-}Px} 2\,H_2O_2 + G\text{-}S\text{-}S\text{-}G$ I.1.4) G-SH Transferasen: $G\text{-}SH + ROOH \xrightarrow{G\text{-}SH\text{-}S\text{-}Transf.} R\text{-}OH + G\text{-}S\text{-}OH$ $G\text{-}S\text{-}OH + G\text{-}SH \xrightarrow{nicht\ enzym.} G\text{-}S\text{-}S\text{-}G + H_2O$	KONJUGATIONEN MIT: 1.) Glukuronsäure. 2.) Glutathion. 3.) Schwefelsäure. 4.) Aminosäuren. 5.) Carbonsäuren.

II.) REDUKTIONEN: (auch über Cytochrom-p 450).

III.) HYDROLYSE: (Phosphatasen, Epoxit-Hydrolasen u.a.)

* Cytochrom-p 450 = viele Genfamilien.

Abb. 6: G-SH ist an mehreren Stellen in die Entgiftungsphase I und II für endogen und exogen-toxische Stoffe als wichtiges Detoxifizierungsmolekül eingeschaltet.

B.) Über Rezeptor- vermittelte und über "erleichterte"Diffusion ("fascilitated transport")

C.) Möglicherweise auch über aktiven Transport ?

Der größte Teil des therapeutisch verabreichten und enteral resorbierten SAG steht so intrazellulären Kompartimenten zur Verfügung - letztendlich in Form des GSH für alle die vielen GSH-abhängigen physiologischen Funktionen.

Auf diese Weise kann ein bedrohlicher GSH-Mangel schnell und nachhaltig therapiert werden und vor allem ohne größere metabolische Umwege. Aus diesen und vielen anderen Gründen ist die Therapie mit S-Acetylglutathion allen anderen Therapien mit SH-Compounds überlegen. (32)

Unter Normalisierung vieler Zellfunktionen kommt es auch zu Restitutionen und Normalisierungen vieler, fast aller Aufgaben des menschlichen Immunsystems.

Wie in allen anderen Parenchymzellen, so wird SAG auch in immunkompetenten Zellen (Monozyten, Makrophagen, T-Helferzellen, T-Killerzellen, NK-Zellen u.a.)

- Thiol-Disulfid-Austauschreaktionen, Intra- und Intermolekulare-S-S-Bindungen
- Thiolregeneration aus Disulfiden, Reserve-Schwefelpool, Proteinstruktur und -konformation
- Membranprotektion, Enzymprotektion
- katalytische Eigenschaften von Enzymen
- Bindungsbereitschaft für Peptidhormone
- Bindung und Kompartimentierung von Ca^{++}-
- Regulierung Ca^{++}-abhängiger kontraktiler und sekretorischer Phänomene
- Aufnahme, Verteilung, Lagerung, Elimination von mono-, di- und trivalenten Kationen sowie von bestimmten Halbmetallen
- Elimination freier Radikale und reaktiver Sauerstoffspecies (bei bestimmten Schritten des Intermediärstoffwechsels, bei Strahlenreaktionen, bei Entzündungsreaktionen, in Hypoxiesituationen, beim Oxidationsstreß)
- Addition elektrophiler organischer Radikale endogenen oder exogenen Ursprungs (e. g. Metabolismus von Ketosteroiden, Prostaglandinen, Leukotrienen, organischen Chinonen, Gallensäuren, Xenobiotica), Phäomelaninsynthese (zugleich Dopachinon-Entgiftung)
- Synthese und Abbau von Nucleotiden und ihren Coenzym-Derivaten (e.g. Coenzym A)
- Cofaktorfunktion in spezifischen Enzymen, e.g. von GSH bei Glyoxylasereaktion, Prostaglandin Endoperoxid-D- und -E-Isomerase, Formaldehyd-Dehydrogenase)
- Aminosäuresynthese, -transport, -abbau

Tab.1) Beteiligung von GSH, L-Cystein und Protheinthiolen an der Sicherstellung physiologischer Zellfunktionen, nach H.O. BORBE und H. ULRICH in (28).

desacetyliert und kann als GSH allen seinen Funktionen, vor allem auch den Ordnungs-und informationserhaltenden Grundregulationen nachkommen. (28, 32) Das zu GSH metabolisierte SAG kann nun folgende wichtige physiologische Zellfunktionen, wie Tab. 1 zeigt, unterhalten und garantieren.
Alle Therapien mit SAG, vor allem auch die Wiederherstellung der Immunfunktionen bei und nach Infektionskrankheiten, führen durch den sicheren Übertritt und die Bioverfügbarkeit in intrazellulären Kompartimenten zu allen biochemischen Effekten des intrazellulären GSH bzw. des GSH-Ungleichgewichtes. (23-45)

Dies sind im einzelnen: (28)

1.) Einstellung und Erhaltung eines optimalen intrazellulären Redoxpotentials für alle Zellen.
2.) Optimale Arbeitsfähigkeit aller Enzymreaktionen, wodurch allein ein physiologischer Zellstoffwechsel garantiert wird.
3.) Struktur- und Funktionsoptimierung durch Erhaltung zentraler Regulationsfunktionen im GSH und G-S-S-G Metabolismus.
4.) Funktionsoptimierung für strukturgebundene Enzyme (z.B. Cytochrome der inneren Mitochondrienmembran), für Membran-Carriermechanismen, für Funktionen und allosterische Selektivität aller Zellrezeptoren.
5.) Sicherung und Erhaltung einer physiologischen Zellteilungskinetik und Proteinbiosynthesekapazität.

6.) Verhinderung maligner Zelltransformationen.
7.) Regulation und/oder Regulationsnormalisierung der komplexen Raum-Zeitmuster aller Zellwachstums- und Zelldifferenzierungsprozesse auf genetischer und enzymatischer Ebene.
8.) Verhinderung der allen Krankheiten zugrunde liegenden Lipidperoxidationen durch die zentrale Funktion im Redoxstoffwechsel und durch die unumgängliche Bereitstellung von Reduktionsäquivalenten, unter anderem auch als wichtigste Voraussetzung für die Funktion der selen-abhängigen Glutathion-Peroxidasen.
9.) Cofaktor und Reduktionspotential vieler Entgiftungsenzyme, so z.B.:
9.1) Der Glutathionyl-S-Transferasen mit ihrer breiten und überlappenden Substratspezifität für viele Xenobiotika, im einzelnen:
9.1.1) Glutathionyl-S-Epoxidtransferasen.
9.1.2) Glutathionyl-S-Aryltransferasen.
9.1.3) Glutathionyl-S-Alkentransferasen, u.a.
9.2) Optimierung der mischfunktionellen Oxigenasen.
10.) Entgiftung toxischer Schwermetalle durch Chelatbindung.
11.) Funktionsbereitstellung von fast allen nichtenzymatischen Scavengern durch Renaturierung ihrer antioxidativen Potenz. (Redoxcycling mit Ascorbinsäure, Vitamin E, β-Carotin sowie Aufhebung blockierter, funktioneller SH-Gruppen wichtiger bioorganischer Moleküle des menschlichen Zellstoffwechsels).
12.) Verhinderung und Terminierung radikalischer Kettenreaktionen durch die zentrale Rolle des GSH im gesamten oxidativen Stoffwechsel.
13.) Die Ermöglichung einer breiten Entgiftungspalette, vor allem die kanzerogene Fremdstoffentgiftung, wodurch nicht nur eine Normalisierung von physiologischen Immunfunktionen, sondern auch eine wesentliche Prävention von Infektionkrankheiten und/oder Krebserkrankungen möglich wird. (1-5, 7-12, 17, 19, 23-45, 48, 52-56)

A. Gerhard Ohlenschläger: Aktivierte Sauerstoffstufen, Freie Radikale, Oxidativer Streß - Krankheitsverursachende Prinzipien in lebenden Systemen;
Erstveröff. ***Journal für Orthomolekulare Medizin*** I (1993) 1, 36-55 und

B. Gerhard Ohlenschläger: Scavenger - Radikalfänger - Antioxidantien. Prävention und Reparatur in lebenden Systemen
Erstveröff. ***Journal für Orthomolekulare Medizin*** I (1993) 2, 49-63

1. Bors, W.: Bedeutung und Wirkungsweise von Antioxidantien. in E.F. Elstner, W. Bors u. W. Wilmanns: Reaktive Sauerstoffspezies in der Medizin, Springer-Verlag Berlin 1987
2. Buddecke, E.: Grundriss der Biochemie, 8. Aufl., W. de Gruyter Verlag, Berlin 1989
3. Davies, K.J.A. (Editor): Oxidative Damage and Repair. Intern. Society for Free Radical Research 5th Biennial Meeting November 14-20, 1990 Pasadena California. PergAmon Press Oxford 1991
4. Elstner,E.F.:Der Sauerstoff. Wissenschaftsverlag Mannheim 1990
5. Elstner, E.F., W. Bors u. W. Wilmanns (Hrsg.): Reaktive Sauerstoffspezies in der Medizin, Springer Verlag Berlin 1989
6. Gilbert, D.L.(Editor): Oxygen and Living Processes. Springer Verlag Berlin 1981
7. Greenwood, N.N.: Chemie der Elemente.VCH Verlag Weinheim 1990
8. Günther, K.:Biochemie der Zellstrahlungsreaktionen. Naturwissenschaften 77 (1990) 412
9. Halliwell, B.: Free Radicals in Biology and Medicine. Gutteridge, J.M.C. Second Edition. Clarendon Pres Oxford 1989
10. Ohlenschläger, G., Berger, I.:Freie Radikale - aktivierte Sauerstoffstufen und das Phänomen der Lipidperoxidation. ngm 3 (1990) 381
11. Ohlenschläger, G.: Umweltbelastung und Krebserkrankungen. ngm 4 (1991) 18
12. Ohlenschläger, G.: Das Glutathionsystem, Verlag für Medizin Dr. E. Fischer Heidelberg 1991
13. Ohlenschläger, G.: Die Rolle des Glutathion in der Antikanzerogenese. ngm 5 (1992) 221
14. Ohlenschläger, G.: Magnesium und Vitamin E. Strukturerhaltung und Strukturstabilisierung.Ein synergistischer Effekt zur Prävention und Therapie. Naturheilpraxis 5 (1992) 490
15. Ohlenschläger, G.: Kanzerogenese im oszillierenden Wechsel zwischen Zufall und Notwendigkeit. PRAXIS-telegramm Sonderbeilage im Heft Nr.3/92 Juni 1992
16. Ohlenschläger, G.: Freie Radikale - Radikalkettenreaktionen - oszillierende paramagnetische Suzeptibilitäten in lebenden Systemen und ihre Scavenge-Möglichkeiten. Curriculum Oncologicum Journal der Österreichischen Gesellschaft für Onkologie Jg. 2 (1992) 120
17. Ohlenschläger, G.: Veränderung - Metamor-phose - Präzisions- und Funktionsverluste - Thermodynamische Grundprinzipien des Alterns. PRAXIS-telegramm Sonderbeilage Heft Nr. 5/92 Oktober 1992
18. Ohlenschläger, G. Kombination von Magnesium und Vitamin E. Präventivmedizinische und therapeutlsche Aspekte. Apotheker-Journal Heft 12 Dez.(1992) 18
19. Ohlenschläger, G.: Hämatogene Oxidationstherapie - ein besonderes Naturheilverfahren. Biophysik und Naturphilosophie der Elektron-Photon-Wechselwirkungen. PRAXIS-telegramm Sonderbeilage im Heft Nr.1/93 Februar 1993
20. Ohlenschläger, G., Berger, I.:Die Selen-abhängigen Glutathion-Peroxidasen. ngm 4 (1991) 258
21. Ohlenschläger, G.: Die Wechselwirkungen zwischen Licht und Biomolekülen. Erfahrungsheilkunde 5 (1991) 365
22. Ohlenschläger, G., Berger, I.: Aldehyde - Aktivierte Sauerstoffstufen - Radikale - Oxidativer Stress.Pathobiochemische Probleme komplexer lebender Systeme. PRAXIS-telegramm Sonderbeilage im Heft Nr.4/91

23. Ohlenschläger, G.:Oxidativer Stress und Sport. Was bewirken Magnesium und Vitamin E ? Apotheker Journal Heft 3 März 1993 18

24. Ohlenschläger, G., Berger, I.: Maligne Tumore - moderne Aspekte des Krebsgeschehens. Teil 4: Genetische Faktoren der Krebsentstehung, mta 1 (1986) 4

25. Ohlenschläger, G.:Pers. Mitteilung August 1993

26. Ohlenschläger, G.: Aktivierte Sauerstoffstufen, freie Radikale und oxidativer Streß - Krankheitsverursachende Prinzipien in lebenden Systemen, Journal für Orthomolekulare Medizin 1/93

27. Rapoport, S.M.: Medizinische Biochemie, 8. Aufl., VEB Verlag Volk + Gesundheit, Berlin 1984

28. Scandalios, J.G. (Editor): Molecular Biology of Free Radical Scavenging Systems. Cold Spring Harbor Laboratory Press 1992

29. Voet, D., Voet, J.G.: Biochemie, VCH Verlagsgesellschaft Weinheim 1992

C. Gerhard Ohlenschläger u. I. Berger: Aldehyde - Aktivierte Sauerstoffstufen - Radikale - Oxidativer Stress. Pathobiochemische Probleme komplexer lebender Systeme.
Erstveröff.: Sonderbeilage *PRAXIS-telegramm* Nr. 4/91 (Dezember 1991)

Literatur beim Verfasser

D. Gerhard Ohlenschläger: S-Acetylglutathion - eine neue therapeutische Substanz in der Behandlung von Immunschwächen, Infektionskrankheiten und anderen devitalisierenden Erkrankungen;
Erstveröff.: Sonderbeilage *PRAXIS-telegramm* Nr. 3-4/94 (Juli 1994)

1. Abrams, J.: Interactions between organic nitrates and thiol groups. The Americ. Journ. of Medicine Vol 91 Sept. 30 (1991)106

2. Asmus, K.-D. : Sulfur-centered free radicals. Methods in Enzymology Vol 186 (1990) 168 Academic Press

3. Baumgarten, H. G., Zimmermann, B.: Vorkommen und Funktion intra- und extrazellulärer Sulfhydrylgruppen bzw. Disulfidbrücken. in: H. O. Borbe und H. Ulrich. Thioctsäure pmi-Verlag Frankfurt/M. 1989

4. Bellomo, G., Thor, H., Orrenius, St.: Modulation of cellular glutathione and protein thiol status during quinone metabolism. Methods in Enzymology Vol 186 (1990) 627 Academic Press

5. Buhl, R. et al.: Systemic glutathione deficiency in symptom-free HIV-seropositive individuals. The Lancet Dec. 2 (1989) 1294

6. Creighton, T. E.: Protein structures and molecular properties. Sec. Ed., W. H. Freeman and Comp. New York 1993

7. Davies, K. J. A. (Editor): Oxidative Damage and Repair. Intern. Society for Free Radical Research, 5th Biennial Meeting November 14 - 20, 1990 Pasadena California, Pergamon Press Oxford 1991

8. Dröge, W, Pottmeyer-Gerber, C., Schmidt, H., Nick, S.: Glutathione augments the activation of cytotoxic T-lymphocytes in vivo. Immunobiol. Vol. 172 (1986) 151

9. Dröge, W.: Gemeinsamer Faktor bei Immunschwäche AIDS und bei Krebserkrankungen: Einfluß des Cysteins auf die Genexpression und die Lymphozytenfunktion. in: Krebsforschung heute - Berichte aus dem Deutschen Krebsforschungszentrum 1992 Steinkopff-Verlag.

10. Elstner, E. F.: Der Sauerstoff. Wissenschaftsverlag Mannheim 1990

11. de Flora, S., Izzotti, A, D' Aostini, F., Cesarone, C. F.: Antioxidant activity and other mechanisms of thiol involved in chemoprevention of mutation and cancer. American Journal of Med. Sept. 30 Vol. 91 (1991) 122 S

12. Fuchs, J., Mainka, L., Zimmer, G.: 2-Mercaptopropionylglycine and related compounds in treatment of mitochondrial dysfunction and postischemic myocardial damage. Arzneimittelforschung/Drug Research 35 (II), 9 (1985) 1394

13. Ganz, T. et al.: Eur. J. Haematol. 44 (1990) 1

14. Gemünder, H. et al.: Interleukin-2 mRNA expression, lymphokine production and DNA-synthesis in glutathione repleted T-cells. Cellular Immunology 130 (1990) 520

15. Gemünder, H. et al.: Macrophages regulate intracellular glutathione level of lymphocytes evidence for an immunregulatory role of cysteine. Cellular Immunology 129 (1990) 32

16. Goldenberg, D.P.: Native and non-native intermediates in the BPTI folding pathway. TIPS 17 July (1992) 257

17. Halliwell, B., Gutteridge, J. M. C. : Free Radicals in Biology and Medicine. Second Edition, Clarendon Press Oxford 1989

18. Issels, R. D., Nagele, A. :Influence of thiols on thermosensitivity of mammalian cells in vitro. Methods in Enzymology Vol. 186 (1990) 77 Academic Press.

19. Kalebic, Th. et al. Suppression of human immunodeficiency virus expression in chronically infected monocytic cells by glutathione, glutathion-ester, and N-acetylcysteine. Proc. Natl. Acad. Sci. USA Vol. 88 (1991) 986

20. Lehrer, R. T., Ganz; T.: Blood 76 (1990) 2169

21. Lehrer, R. T., Ganz, T.: Naturw. Rundschau 45 (1992) 19

22. Lehrer, R. T. et al.: Cell 64 (1991) 229

23. Ohlenschläger, G., Feller, H.: Physicochemical properties of thiol-compounds and special reactions in biological systems. The influence of 2-MPG on motility and activity of human sperm cells. Recent Advances in 2-MPG Treatment of liver diseases (1981) 71 (SH-Weltkongreß Sardinien)

24. Ohlenschläger, G., Berger, I.: Freie Radikale - aktivierte Sauerstoffstufen und das Phänomen der Lipidperoxidation. ngm 3 (1990) 381

25. Ohlenschläger, G.: Umweltbelastung und Krebserkrankungen. ngm 4 (1991) 18

26. Ohlenschläger, G., Berger, I.: Die Colon abhängigen Glutathion-Peroxidasen ngm 4 (1991)258

27. Ohlenschläger, G., Berger, I.: Aldehyde - Aktivierte Sauerstoffstufen - Radikale - Oxidativer Streß. Pathobiochemische Probleme komplexer lebender Systeme. PRAXIS-telegramm Sonderbeilage im Heft Nr. 4/91

28. Ohlenschläger, G.: Das Glutathionsystem. Verlag für Medizin Dr. E. Fischer Heidelberg 1991

29. Ohlenschläger, G.: Die Rolle des Glutathion in der Antikanzerogenese. ngm 5 (1992) 221

30. Ohlenschläger, G.: Freie Radikale - Radikalkettenreaktionen - oszillierende paramagnetische Suszeptibilitäten in lebenden Systemen und ihre Scavenge-Möglichkeiten. Curriculum Oncologicum Journal der Österreichischen Gesellschaft für Onkologie Jg. 2 (1 992) 120

31. Ohlenschläger, G.: Oxidativer Stress und Sport. Was bewirken Magnesium und Vitamin E ? Apotheker Journal Heft 3 März 1993, 18

32. Ohlenschläger, G.: Persönliche Mitteilung April 1993

33. Ohlenschläger, G.: Kanzerogenese im oszillierenden Wechsel zwischen Zufall und Notwendigkeit. PRAXIS-telegramm Sonderbeilage im Heft Nr. 3/92

34. Ohlenschläger, G.: Aktivierte Sauerstoffstufen, Freie Radikale, Oxidativer Stress - Krankheitsverursachende Prinzipien in lebenden Systemen. Journal für Orthomolekulare Medizin 1. Jg. Juni (1993) Ralf Reglin-Verlag Köln. S.36

35. Ohlenschläger, G.: -Veränderung- Metamorphose- Präzisions- und Funktionsverluste- Thermodynamische Grundprinzipien des Alterns. PRAXIS-telegramm Sonderbeilage Heft Nr. 5/92, Oktober 1992

36. Ohlenschläger, G.: Biochemische Aspekte zur Therapie mit aktivierten Sauerstoffstufen. Vortrag, 70. ärztl. Fortbildungskongress des Zentralverb. für Naturheilk., Freudenstadt 1986

37. Ohlenschläger, G., Römer, E.: Die biologische Oxidation und die aktivierten Sauerstoff-Stufen - Ambivalente Seinsprinzipien. HP-Fachz. Naturheilverf. 7, 83 (1985)

38. Ohlenschläger, G., Berger, I.: Maligne Tumoren - Moderne Aspekte des Krebsgeschehens. Teil 1: Chemische Kanzerogenese. mta 1, 30 (1986)

39. Ohlenschläger, G., Berger, I.: Maligne Tumoren - Moderne Aspekte des Krebsgeschehens. Teil 2: Kanzerogenese durch "freie" Radikale und physikalische Kanzerogenese. mta 1, 103 (1986)

40. Ohlenschläger, G.: "Sauerstoff- aktivierte Sauerstoff-Stufen "freie Radikale - grundlegende ambivalente Seinstendenzen in lebenden Systemen." In: "Ionisierter Sauerstoff. " I. Engler (Hrsg.) S.204, 1988, Mediz. Literar. Verlagsges. mbH Uelzen

41. Ohlenschläger, G., Berger, I.: "Wie frei sind "freie" Radikale in lebenden Systemen. " Erfahrungsheilk. 2, (1988) S. 55

42. Ohlenschläger, G: "Betrachtung über die fundamentale pathobiochemische Bedeutung "freier" Radikale und aktivierter Sauerstoff-Stufen in lebenden Systemen." Ozon-Journal Nr. I, Jahrg. April (1988) S.20

43. Ohlenschläger, G.: "Biochemie und Pathobiochemie aktivierter Sauerstoff-Stufen. " III. Internat. Symposium für Umweltmedizin vom 25.-27.9. 1987 in 3501 Emstal. In: Sonderband Kongreßvorträge Institut für Umweltkrankh. Hrsg. K.-D. Runow, Emstal, 1988, S. 46

44. Ohlenschläger, G.: "Krebs - die Krankheit unserer Zeit. Zellulare, molekularbiologische und immunologische Aspekte maligner Tumoren." Biologische Medizin Heft 3, (1988) S. 123

45. Ohlenschläger, G.: "Tumorproliferation und Tumorprogression. Betrachtungen zu einem komplexen Phänomen." Therapeutikon 10, (1988) S. 555

46. Richards, F. M.: Die Faltung von Proteinmolekülen , Spektrum der Wissenschaft März (1991) 72

47. Scandalios, J. G. (Editor): Molecular Biology of Free Radical Scavenging Systems. Cold Spring Harbor Laboraty Press 1992

48. Sies, H.: Oxidative stress: From basic research to clinical application. The Americ. Journal of Med. Vol. 91 Sept. 30 (1991) 3c-31 S

49. Voet, D., Voet, J. G.: Biochemie, VHC-Verlag Weinheim 1992

50. Wingard, L. B., Brody, Th. M., Larner, J., Schwartz, A.: Human phar-macology. Wolfe Pupl. Lim. 1991

51. Wolkenstein, M. W.: Moleküle und Leben. VEB Thieme Leipzig 1969

52. Zimmer, G., Freisleben, H. J., Fuchs, J.: Influence of pH on sulfhydryl groups and fluidity of the mitochondrial membrane. Vol. 282 No 2 Nov. I (1990) 309

53. Zimmer, G.: Ologomycin sensitivity of mitochondrial sulfhydryl groups. Biochem. Biophys. Acta 461 (1977) 268

54. Zimmer, G.: SH-groups and mitochondrial function. Recent Advances in 2-MPG Treatment of liver deseases (1981) 27 (SH-Weltkongreß in Sardinien)

55. Zimmer, G., Mainka, L., Ohlenschläger, G.: Oligomycin sensitive ATPase from beef heart mitochondria: Reaction with 2-mercaptopropionyl glycine. FEBS Letters Vol. 94 No. 3 Oct. 1978 223

56. Zimmer, G., Ohlenschläger, G., Berger, I.: Biochemische und klinische Untersuchungen zur Beeinflussung der Leberzellfunktion durch 2-Mercaptopropionylglycin. Arzneimittelforschung/ Drug Research 28 (I) Heft 6 (1978)